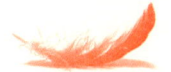

피곤하지 않은 몸 만들기

TSUKARENAI KARADAWO IKINI TENI IRERU HON by Yasushi Fujimoto
Copyright ⓒ 2012 by Yasushi Fujimoto. All rights reserved.
Original Japanese edition published in 2012 by SAKURASHA Publishing, Co. Ltd., Japan.
Korean translation rights arranged with SAKURASHA Publishing, Co. Ltd., Japan
and SAMHO-MEDIA, Korea through PLS Agency, Seoul.
Korean translation edition ⓒ 2014 by SAMHO-MEDIA, Korea.

이 책의 한국어판 저작권은 PLS 에이전시를 통한 저작권자와의 독점 계약으로 삼호미디어에 있습니다.
저작권법에 의해 한국 내에서 보호를 받는 저작물이므로 무단 전재와 무단 복제를 금합니다.

Rolfing Bodywork

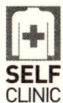

··· 피로를 푸는 내 몸의 센서 사용법 ···

피곤하지 않은 몸 만들기

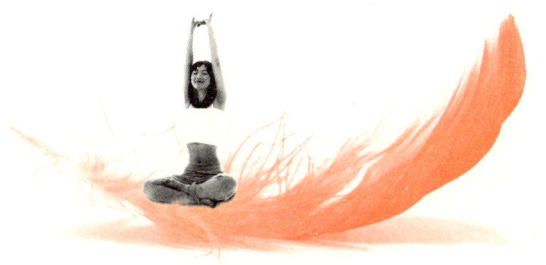

· 후지모토 야스시 지음 | 윤새라 옮김 ·

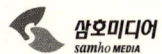

시작하며

당신도
'피로를 모르는 사람'이 될 수 있다

"요즘 이상하게 피로가 잘 안 풀려요!"

최근 이런 호소를 하는 사람이 많아졌다.

나는 사람들의 몸을 관리해주는 보디워크Bodywork 분야에 종사하고 있다. 그러다 보니 나를 찾아오는 사람 대부분이 나에게 "피곤하다" 혹은 "피로가 잘 안 풀린다"를 연발한다. 그들은 저마다 자기 증상을 이렇게 토로한다.

"컴퓨터 화면을 오래 보고 있으면 눈이 침침해져요."
"다른 사람의 말을 듣고 있다 보면 목이 뻐근해져요."
"가방을 들고 서 있으면 어깨가 뻐근해져요."
"지하철에 서 있으면 허리가 뻐근해져요."
"사람들과 함께 있기만 해도 피로가 몰려와요."
"잠을 자고 일어나도 피로가 안 풀려요."

"아무튼 왠지 모르게 늘 피곤해요!"

그러고는 하나같이 이렇게 묻는다.

"피곤해지는 이유가 역시 나이 때문이겠죠?"

과연 그럴까? 천만의 말씀이다. 나이 들어 몸이 쇠약해졌다고 해서 피곤을 느끼는 것은 아니다. 근육이 약해진 탓에 피곤해지는 것도 아니다. 정신력 부족 때문에 피곤해지는 것 역시 아니다.

쉽게 피곤해지고 그 피로가 안 풀리는 이유는 우리가 몸의 '센서 Sensor'를 잘못 사용하고 있기 때문이다.

여기서 말하는 '센서'란 눈, 코, 입, 귀 등의 감각기관을 의미한다. 근육과 내장기관, 그리고 피부에도 센서가 있다. 센서의 역할은 '몸 안팎에 존재하는 정보를 읽어내는' 것이다. 내가 사는 세상과 어떻게 관계를 맺을 것인가는 센서를 사용하는 방법에 따라 달라진다.

센서가 제대로 작동하지 않으면 우리 몸은 긴장되어 뻣뻣하게 굳는다. 그러면 눈 안쪽이 시리거나, 목덜미가 뻐근하거나, 명치끝이 조여드는 것처럼 갑갑해지면서 호흡도 가빠진다.

이 모든 증상은 센서를 제대로 사용하지 못하기 때문에 나타난다. 즉, 몸의 긴장이 풀리지 않은 상태인 것이다. 늘 긴장하고 있는 사람은 피로가 잘 쌓인다. 센서를 제대로 사용하지 못해 신체가 긴장되어 있으면, 마사지나 스트레칭으로도 신체의 긴장을 풀어주기가 어렵다. 그래서 피로가 잘 풀리지 않는 것이다.

그렇다면 왜 센서를 올바로 사용하지 못할 때 신체가 긴장하게 되는 것일까?

여기에서 간단한 실험을 한번 해보자. 먼저 좌우 어느 한쪽 다리로 서본다. 그러고는 가까이에 있는 한 지점에 시선을 고정한다. 그리고 지금 내 몸이 얼마나 안정적인지, 또 얼마나 긴장하고 있는지 관찰해본다.

그다음, 한쪽 다리로 선 채 주위를 둘러본다. 몸에 어떤 변화가 생기는가? 곧 몸이 흔들리면서 불안정한 상태가 될 것이다.

아마 시선을 한곳에 고정했을 때보다 신체의 긴장감이 더 크게 느껴질 것이다. 이때 우리는 흔들리는 몸을 안정시키려고 다리에 힘을 주면서 불필요한 에너지를 사용한다. 그로 인해 신체는 긴장하게 된다.

센서가 제대로 작동하지 않으면 우리 몸은 중심을 잡지 못한 채 흔들린다. 흔들리면 자연히 긴장하게 마련이고, 그래서 결국 피곤해지는 것이다.

물론 흔들리는 것은 신체만이 아니다. 주위를 두리번거리면 마음도 흔들린다. 센서가 제대로 작동하지 않으니 신체뿐만 아니라 마음까지 불안정해지는 것이다. 그렇게 마음이 불안해지면 아무것도 하지 않아도 녹초가 된다.

나는 '롤핑 Rolfing'이라는 미국식 보디워크의 시술자이다. 롤핑은 근육과 뼈를 감싸고 몸 전체를 하나로 묶어주는 근막 筋膜 조직을 활성화시켜 신체가 중력과 조화를 이루도록 하는 '수기 手技 요법'

이다.

　나는 신체의 균형을 잡아주는 보디워커Bodyworker로서 꽤 오랫동안 고심했다. 이유는 보디워크 시술 직후에는 몸이 이완되어 균형 잡힌 상태가 되지만, 일상으로 돌아오면 다시 예전처럼 몸이 경직되어버리는 문제 때문이었다. 고심을 거듭하던 어느 날, 나는 이 문제의 해결을 위한 중대한 실마리를 찾았다. 그 실마리는 바로 눈, 귀 등의 센서 사용에 있었다.

　예컨대 등을 구부리고 다니는 사람은 시선을 아래로 두게 마련이다. 이런 사람은 근육을 이완시키는 동작을 취함으로써 일시적으로나마 자세 교정이 가능하다. 그러나 시선이 아래로 향하는 자세를 교정하지 않는 한 다시 등은 구부러질 수밖에 없다. 시선을 아래로 떨구면 자연히 몸은 앞으로 쏠리고 등은 구부러지게 되어 있다. 타인의 말을 들을 때 지나치게 긴장하면서 듣는 사람도 등을 구부리는 경향이 있다.

　이러한 상태에서 센서 사용법을 조금만 바꿔주면, 편하고 자연스러운 자세를 유지할 수 있다. 눈과 귀를 이완시키면 자세가 개선될뿐더러 오랫동안 시달려온 어깨나 허리의 통증도 없앨 수 있다. 경험에 의하면, 프로 운동선수의 경우 실제로 신체 움직임이 좋아지기도 했다.

　그렇다면, 눈·귀 등 우리 몸의 센서를 잘 작동시키려면 어떻게 해야 할까?

　스포츠나 비즈니스 현장에는 기민하게 움직이면서 뛰어난 성과를 내는 사람들이 있다. 이들을 가리켜 흔히 "저 사람은 센스가 좋다"라고 말한다. '센스가 좋다'는 것은 '센서를 잘 작동시키는' 상태라는 의미이다. 센서의 올바른 사용은 '아는 사람만이 알 수 있는' 감각이며, 그것을 모르는 사람에게는 허황된 이야기처럼 들릴 수도 있다. 어쨌든 비유하자면 무술에서 말하는 '비기秘技'에 해당한다고 볼 수 있다.

 이 책에서 나는 누구라도 그런 감각을 체험하고 습득할 수 있는 운동법을 소개하려 한다. 이 운동법은 나이나 성별에 관계없이 운동 경험이 없는 사람들도 쉽게 따라 할 수 있다. 기본적으로 자신이 하고 싶을 때, 하고 싶은 만큼만 하면 되는 동작들이다. 그러므로 책에서 제시하는 순서에 상관없이 아무 동작이나 따라 해도 무방하다. 그러니 먼저 마음이 가는 주제에 대한 운동법부터 시작해보자.

 스트레스가 많은 현대인은 너나없이 오늘도 피로에 빠져 산다. 피로에서 벗어나는 가장 좋은 방법은 몸의 센서를 제대로 활용하여 '흔들림 없는 몸과 마음'을 만드는 것이다. 단순히 신체의 긴장을 풀어주는 일시적 방법으로는 신체가 견뎌낼 수 없다. 부디 이 책이 독자들의 피로를 제거해주고 나아가 건강하고 생기 있는 몸을 만드는 데 일조하기를 진심으로 바란다.

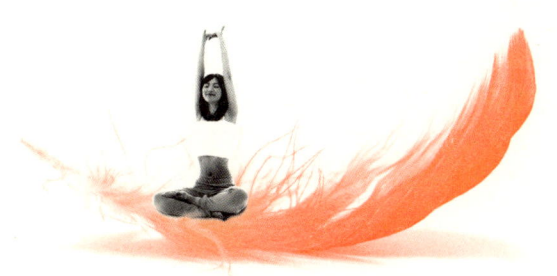

contents

시작하며
당신도 '피로를 모르는 사람'이 될 수 있다 • 4

프롤로그
'내 몸의 센서' 사용법이 문제이다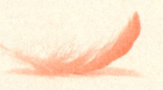

무엇이 신체 작용을 악화시키는가? • 14
귀를 잡아당기는 것만으로도 몸이 이완된다 • 15
중요 부위 '접형골'을 이완시킨다 • 17
피로는 또다시 찾아온다 • 19
외부의 자극으로 인한 스트레스가 우리 몸을 괴롭힌다 • 21
상황에 휘둘리지 않고 안정적으로 살아가는 법 • 21

1장
피로한 신체를 회복시키는 방법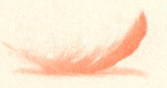

1 눈·코·입·귀, 모든 것이 긴장해서 지쳐 있다 • 26

2 눈 이완시키기
  눈을 움직이는 근육이 피곤하다 • 28
  굳은 눈 근육을 풀어주는 방법 • 29
  목부터 신체의 중심부까지 편안하게 한다 • 36

3 귀 이완시키기
  듣기 싫은 소리나 소음을 들으면 귀는 긴장한다 • 39
  귀 잡아당기기 운동법 • 41
  몸 전체로 전해지는 느슨함 • 45
  '머리의 중추' 접형골에서부터 전해지는 긴장 • 46

4 **입 이완시키기**
   하고 싶은 말을 참으면 입이 경직된다 • 50
   턱의 힘을 빼는 방법 • 51
   혀를 자연스럽게 풀어주는 방법 • 53
   입이 이완되면 내장기관도 이완된다 • 56

5 **코 이완시키기**
   코가 경직된 사람이 많다 • 59
   우리는 좋고 싫음을 코로 판단한다 • 60
   비근이 늘어나면 배근도 늘어난다 • 62
   코로 호흡하면 표정이 밝아진다 • 65

2장
신체의 중추에서부터 편안해지는 방법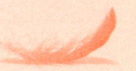

1 **힌트는 우리 몸속에 있다** • 72

2 **오래 앉아 있어도 피곤해지지 않는 방법**
   잘못된 자세는 에너지를 낭비한다 • 75
   의자에 앉으면 자세가 흐트러지는 이유 • 76
   엉덩이로만 앉아 있는 사람들에게 • 77
   편하게 앉는 방법 1 • 79
   편하게 앉는 방법 2 • 82
   몸은 편안하게, 마음은 평온하게 • 83

3 **오래 서 있어도 피곤해지지 않는 방법**
   얼마나 오래 서 있을 수 있는가? • 85
   오래 서 있으면 피곤해지는 이유 • 86
   한 다리로 서기 운동법 • 88

contents

4 신체의 통증과 불편함을 없애는 방법
  내 몸에 무슨 일이 일어나고 있는가? • 93
  통증이나 불편함을 온몸으로 느끼는 이유 • 95
  통증과 불편함을 없애는 동작 1 • 97
  통증과 불편함을 없애는 동작 2 • 98
  통증과 불편함을 없애는 동작 3 • 103
  통증과 불편함을 없애는 동작 4 • 105

3장
일과 인간관계가 편해지는 방법

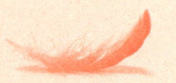

1 마사지로 이완된 몸이 다시 경직되는 이유 • 110

2 오래 앉아서 일해도 피곤해지지 않는 방법
  컴퓨터 작업으로 지친 사람들 • 112
  눈을 편안하게 사용하는 방법 1 • 114
  눈을 편안하게 사용하는 방법 2 • 115
  눈을 편안하게 사용하는 방법 3 • 117
  키보드를 누를 때도 요령이 필요하다 • 121
  그래도 피곤할 때는 어떻게 해야 하는가? • 124

3 긴장하지 않고 대화하는 방법
  타인과의 만남이 피곤하다면 • 127
  긴장하지 않고 타인과 눈을 맞추는 법 • 128
  타인의 이야기를 들어도 피곤해지지 않는 법 • 130
  달변가의 발성법 • 135
  '배꼽 센서' 사용법 • 139

4장
내 몸의 중심축을 만드는 방법

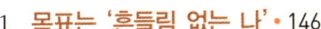

1 **목표는 '흔들림 없는 나'** • 146

2 **어떤 상황에서도 나 자신을 잃지 않는 법**
'빨대 호흡'으로 내 몸을 지킨다 • 148
몸속에 사령관 셋 두기 • 151
머릿속 사령관 • 153
가슴 속 사령관 • 156
배 속 사령관 • 157
세 사령관을 연결시키다 • 158
커뮤니케이션이 원활해지다 • 160
내 몸에 중심축이 만들어진다 • 162

3 **내 몸의 중심이 정해져 있는가?**
내 몸과 외부 세계 사이의 거리감 • 165
팔로 거리감을 파악한다 • 167
거리감을 파악하기 위한 운동법 • 169
외부 세계를 선명하게 느끼는 법 • 172
불편한 대상을 대하는 법 • 174
나 자신의 문제와 마주하는 법 • 180
머리가 맑아지고, 몸이 편안해지는 법 • 182

마치며
당신에게 찾아올 감각의 변화를 위하여 • 186

프롤로그
'내 몸의 센서' 사용법이 문제이다

무엇이 신체 작용을 악화시키는가?

싱그러운 대자연 속에서 마음 맞는 친구들과 좋아하는 일만 하며 지내는 삶을 상상해보자. 아마 몸이 느긋하게 편안해지면서 얼굴에는 행복한 미소가 자연스레 번질 것이다.

이번에는 일상생활을 떠올려보자. 콩나물시루 같은 지하철에 몸을 쑤셔 넣고 출근한다. 하루 종일 컴퓨터 모니터 속 일거리와 씨름하며, 불편한 사람이 있더라도 참고 일한다. 이런 상황을 떠올리는 것만으로도 몸이 긴장되고 호흡이 가빠질 것이다. 자신도 모르게 오만상을 찡그릴 수도 있다.

이처럼 우리는 평소 인위적인 것들에 둘러싸여 생활한다. 이 '인위'의 것들은 신체를 불편하게 만들기 때문에 우리 몸은 그런 정보를 받아들이지 않으려고 무의식적으로 경계하며 긴장한다. 좀 더 구체적으로 말해, 그런 정보를 수용하는 눈·귀 등의 감각기관, 즉 센서가 긴장한다. 센서가 긴장하면, 그 긴장감은 뼛속까지 전해지고 신체의 중추가 경직된다.

컴퓨터 모니터를 계속 노려봤더니 눈 안쪽이 시리고 아팠다거나, 하루 종일 앉아서 일했더니 명치끝이 조여드는 것처럼 갑갑했던 경험을 해본 적이 있을 것이다. 그게 바로 '뼛속까지 긴장이 전해져 신체의 중추가 경직된' 상태이다.

중추가 경직되면 체내 여러 내부기관의 기능이 떨어진다. 호흡이 짧아지고, 소화기관의 기능이 저하되며, 혈액순환이 나빠진다. 신경계에도 나쁜 영향을 미쳐 두뇌 회전 또한 느려진다.

그런데 우리는 이처럼 신체 기능이 둔화되었음에도 불구하고 평소와 다름없는 생활을 하려고 애쓴다. 그러니 당연히 신체에 피로가 쌓일 수밖에 없다.

귀를 잡아당기는 것만으로도 몸이 이완된다

그렇다면 신체 중추의 긴장을 해소하고 피로를 풀기 위해서는 어떻게 해야 할까?

신체 중추가 긴장하는 이유는 정보를 받아들이는 신체 안팎의 센서가 긴장하기 때문이다. 따라서 긴장된 센서를 느슨하게 해주면 된다. '그게 정말 가능한가?'라고 의아해하는 사람들도 있지만 실제로 그런 방법이 있다.

어떤 원리로 가능한지에 대한 설명은 잠시 접어두고, 일단 신체 중추의 긴장이 해소되는 느낌을 직접 경험해보자.

먼저 허리를 쭉 펴고 편안한 자세로 의자에 앉는다. 그리고 양손으로 양쪽 귀뿌리 부분을 잡아당긴다. 기분 좋을 정도로만 가볍게 양옆으로 잡아당기되, 너무 세게 잡아당기지 않도록 한다.

잠시 자세를 유지하면서 몸 안에 일어나는 변화를 느껴보자. 어떤 느낌이 드는가?

후두부後頭部와 목의 경계선 부근부터 천천히 이완되는 느낌이 들 것이다. 또한 머릿속이 상쾌해지면서 호흡이 편해지는 게 느껴질 것이다. 이것이 바로 '귀를 이완시켜 신체 중추의 긴장을 풀어주는 운동법'이다.

만일 이 동작으로 신체의 중추가 이완된 느낌을 받지 못했다면, 다음 동작을 시도해보자.

먼저 평소처럼 서 있는 상태에서 몸을 앞으로 숙인다. 이때 얼마나 깊이 몸을 숙일 수 있는지를 기억해둔다. 그다음, 앞서와 마찬가지로 양쪽 귀뿌리를 잡아당기면서 몸을 앞으로 숙인다.

몸을 구부린 상태에서도 편안히 호흡할 수 있고, 상체도 더 깊이 숙일 수 있을 것이다. 또 귀뿌리를 잡아당기지 않았을 때보다 훨씬 더 수월하고 편하게 자세를 유지할 수 있을 것이다.

귀가 이완되면서 중추의 긴장이 해소되어 몸 전체가 유연히 움직일 수 있게 된 것이다. 이런 상태가 되면, 몸은 쉽게 피곤해지지 않는다('귀 잡아당기기 운동법'의 자세한 설명은 41쪽 참고).

중요 부위 '접형골'을 이완시킨다

신체 중추의 긴장을 풀어주는 '귀 잡아당기기 운동법'을 하고 나면, 머리가 가벼워지고 호흡이 깊어지고 몸이 유연해진다는 걸 느낄 수 있을 것이다. 그런데 이쯤에서 '도대체 신체의 중추가 뭐지?' 하고 의문을 품는 사람도 있을 것이다.

신체의 중추란 내장기관들이 자리를 잡고 있는 내장 공간 및 그 주변 부위를 말한다. 내장 공간은 목 위쪽에 존재하는 접형골蝶形骨, 나비뼈에서 시작하여 횡격막橫隔膜, 가로막을 지나 골반저骨盤底로 이어진다.

접형골은 두개골頭蓋骨, 머리뼈 중앙에 위치한 나비 모양의 뼈인데, 뇌를 올려놓는 접시와 같은 구조를 하고 있다. 보디워크나 카이로프랙틱Chiropractic, 척추 교정에서는 이것을 신체 균형을 잡아주는 중요한 뼈로 인식한다.

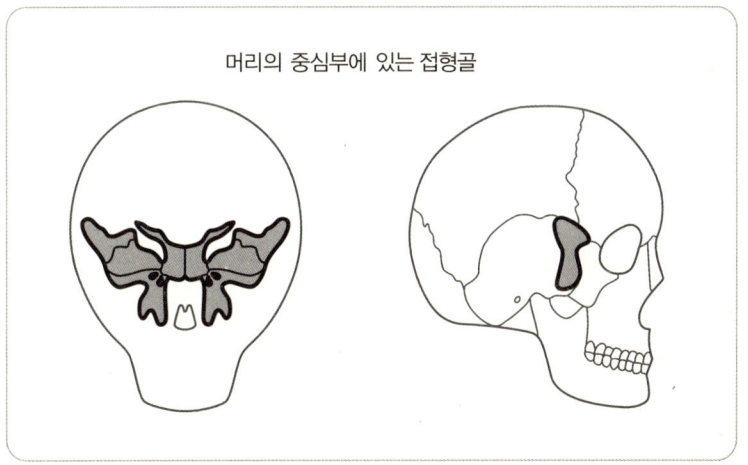

머리의 중심부에 있는 접형골

횡격막은 명치 안쪽에 위치한 돔 형태의 근육으로, 알다시피 호흡할 때 중요한 역할을 한다. 그리고 골반저는 허벅지에 위치한 그물 형태의 근육군筋肉群으로, 배 안쪽의 내장기관을 떠받친다. 씨름 선수가 샅바를 둘러매는 부위가 바로 골반저이다.

이 세 조직이 접형골-횡격막-골반저 순으로 연결되어 내장 공간을 형성한다. 이 중에서 접형골은 '머리의 중추'라고 할 수 있다.

눈, 코, 입, 귀 등의 감각기관은 대부분 목 윗부분에 집중되어 있다. 이들 감각기관이 긴장하면 그 긴장이 '머리 중추'인 접형골을 통해 '신체 중추'인 내장 공간으로 전해진다. 그리고 그 긴장이 몸

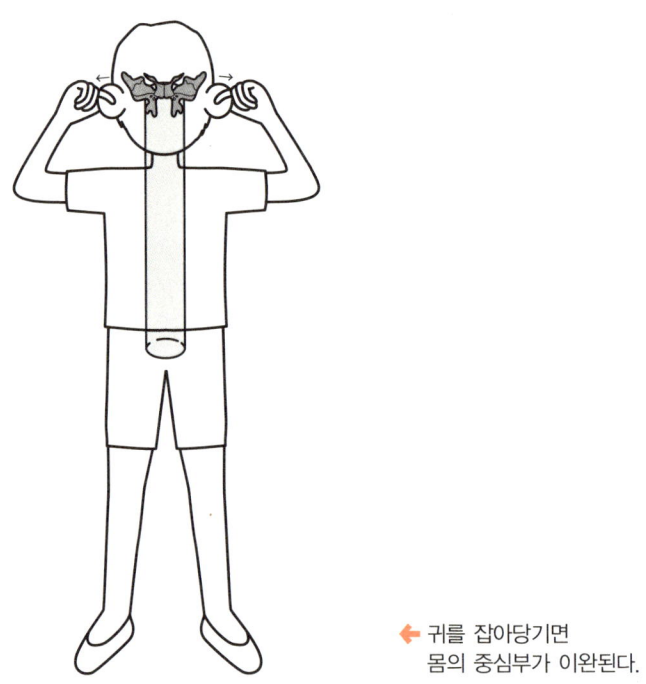

← 귀를 잡아당기면
몸의 중심부가 이완된다.

전체로 확산된다.

　귀 잡아당기기 동작은 신체를 긴장시키는 근원인 접형골을 이완하는 운동법이다. 이 동작이 몸 전체에 얼마나 도움이 되는지 이해할 수 있을 것이다.

　1장에서는 눈, 코, 입, 귀 등의 센서를 이완시켜서 머리 중추의 긴장을 풀어주고, 이를 통해 내장 공간 전체를 느슨하게 풀어주는 운동법을 소개한다.

　귀 잡아당기기 운동법은 특별한 조건 아래에서 시간을 들여 하는 동작이 아니다. 사실, 귀 잡아당기기 운동법을 포함하여 이 책에서 소개하는 모든 동작은 일상생활에서 자신의 몸에 잠깐만 의식을 집중하기만 해도 쉽게 할 수 있는 것들이다.

　쉽게 피곤해지지 않는 몸을 만들기 위해서는 먼저 신체 중심부의 긴장을 풀어 몸 안에 남아 있는 피로를 모두 날려버려야 한다.

피로는 또다시 찾아온다

　신체 중추의 긴장을 풀어주면 우리 몸은 이완된 상태를 계속 유지할까? 그렇지 않다는 것을 우리는 잘 알고 있다. 몸은 또다시 경직되고, 그렇게 긴장된 몸은 곧 다시 피로를 느낀다.

　우리 몸은 마사지를 받고 나면 이완되고 가뿐해진다. 하지만 집으로 돌아가는 길에 지하철에서 잠시 서 있기만 해도 허리 통증이

재발하곤 한다. 누구나 한 번쯤 이런 경험을 해보았을 것이다.

오른쪽 허리가 뻐근하다든지, 왼쪽 발목이 쑤신다든지, 목이 뻣뻣하다든지 하는 불쾌한 증상들은 반복적으로 우리를 괴롭힌다. 쉽게 말해, 이런 증상들은 몸에 배어버린 습관과도 같다.

그렇다면 이런 습관은 왜 생기는 것일까? 그 이유는 바로 신체 내부, 즉 근육, 관절, 내장기관 등을 감지하는 센서를 올바르게 사용하지 못해 몸의 균형이 무너졌기 때문이다.

예를 들어보자. 우리는 평소 몸의 앞쪽과 뒤쪽 중 어느 쪽을 더 많이 의식할까? 대부분의 사람이 몸 앞쪽은 잘 의식해도, 뒤쪽은 거의 의식하지 않는다. 이는 다시 말해 몸 뒤쪽 센서가 제대로 작동하지 않고 있다는 뜻이다. 센서가 제대로 작동하지 않기 때문에 그 부위를 내 몸의 일부라고 의식하지 않게 된다. 그 결과 신체를 유연히 움직일 수 없게 되고 결국 몸은 경직된다.

아마 등이 뻐근하다고 느낀 적은 있어도 가슴이나 배가 뻐근하다고 느낀 적은 거의 없을 것이다. 또 뒷목이 뻐근하다고 느낀 적은 있어도 목 앞쪽이 뻐근하다고 느낀 적 역시 거의 없을 것이다. 이는 신체의 앞뒤 센서가 골고루 작동하고 있지 않기 때문이다.

이런 불균형은 모든 신체 부위에 존재한다. 이 불균형이 우리 몸을 긴장시키고 통증과 피로를 불러온다. 피로를 느끼지 않는 상태를 유지하기 위해서는 자기 몸에 대한 균형 잡힌 감각을 가져야 한다. 이에 대한 방법은 2장에서 소개할 것이다.

외부의 자극으로 인한 스트레스가 우리 몸을 괴롭힌다

신체의 중추에서부터 긴장을 풀어주면 어떻게 될까? 아마 균형 잡힌 몸을 느끼고, 움직일 수 있을 것이다. 그리고 이는 푸르른 자연에서 느긋하게 생활할 때 가능할 것이다.

그러나 안타깝게도 대부분의 사람은 스트레스로 가득 찬 환경에서 살아야만 한다. 몸의 긴장이 풀려 최상의 컨디션을 되찾더라도, 컴퓨터 모니터를 계속 바라본다면 금세 어깨와 목이 뻐근해질 것이다.

요가 수업을 받고 호흡을 깊이 할 수 있게 되었지만 귀갓길에 친구의 넋두리를 듣다 보니 다시 호흡이 얕아진 경험을 해본 적이 있을 것이다.

우리 몸은 외부 세계의 정보에 영향을 받기 쉽다. 약간의 자극에도 민감하게 반응하고 긴장한다. 이런 과정이 반복되면 몸은 쉽게 피곤해진다. 수많은 자극으로 넘쳐나는 이 현대사회에서 외부 세계의 정보를 받아들이는 신체 센서, 즉 눈·코·입·귀·피부를 제대로 사용할 줄 알아야 한다. 3장에서 이에 대한 방법을 설명할 것이다.

상황에 휘둘리지 않고 안정적으로 살아가는 법

지금까지 살펴본 바, 쉽게 피로해지지 않는 몸을 만들기 위해서는 다음 세 가지의 과정이 필요하다.

① 신체 중추를 느슨하게 이완시켜 피로를 풀어준다.
② 신체 내부를 감지하는 센서를 잘 사용하여 몸의 균형을 유지한다.
③ 신체 외부로 향해 있는 센서를 잘 사용하여 외부 세계와 좋은 관계를 유지한다.

특히 ②와 ③을 더해서 '신체 내·외부를 향한 센서를 동시에 잘 사용하는 것'이 중요하다.

일에만 몰두하다 보면 주변 상황을 제대로 볼 수 없다. 반대로 외부 세계의 정보만 추구하다 보면 나 자신을 잃는다. 이런 상황을 피하려면 외부 세계를 잘 관찰함과 동시에 외부 세계의 정보에 내 몸이 어떻게 반응하는지를 지속적으로 살펴야 한다.

그러나 이것이 말처럼 쉬운 일은 아니다. 인간의 감각은 주관적이고 모호해서, 자기 몸 밖에서 일어나는 일과 몸 안에서 일어나는 일을 명확히 구분하지 못한다. 심기 불편한 사람이 눈앞에 있으면 그것만으로도 덩달아 기분이 언짢아지기도 하고, 비참한 사고 뉴스를 접하면 기분이 나빠지기도 한다. 이처럼 우리 몸은 외부에서 일어나는 일을 내 몸 안에서 일어난 일처럼 착각하기도 한다.

이렇게 외부 세계에 휘둘리다 보면 몸과 마음이 흔들린다. 나와 직접 관계없는 일인데도 말이다. 그렇기 때문에 몸이 피곤해지는 것이다.

과연 외부 세계에 휘둘리지 않으려면 어떻게 해야 할까? 내 몸과 외부 세계 사이에 명확한 '거리감'을 두고 있어야 한다. 그러면 내부와 외부에서 일어나는 일을 분명히 구별할 수 있다.

몸 안팎에서 일어나는 일을 명확히 구별하면 불필요한 외부 정보에 휘둘리지 않을 수 있다. 오히려 외부 세계의 부정적인 정보들을 내면에서 좋은 에너지로 전환할 수 있다.

여기서 말하는 '거리감'은 마음가짐이나 이미지뿐만이 아니라 구체적인 몸의 감각으로도 느낄 수 있어야 한다. 이에 대한 방법을 4장에서 설명할 것이다.

안정된 몸과 마음가짐으로 '나답게' 살아가는 것!

이것이 이 책의 최종 목표다. 이 책에서는 마음가짐의 변화나 교훈을 통해서가 아니라 '내 몸의 센서 사용법'이라는 구체적인 방법을 통해 실질적으로 목표에 다가갈 것이다. 이 책을 읽는 모든 독자가 한 걸음이라도 더 가까이 목표에 다가갈 수 있기를 희망한다.

1장
피로한 신체를 회복시키는 방법

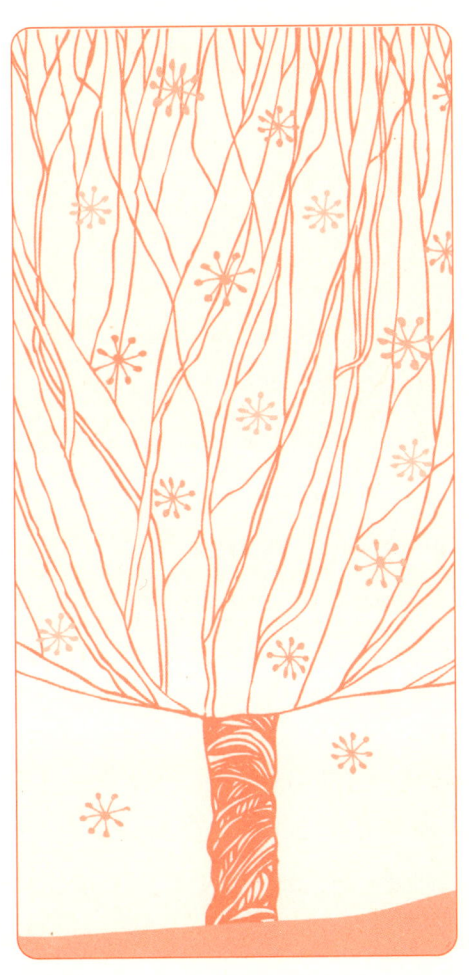

A Healthy Body that doesn't get exhausted 1

눈·코·입·귀,
모든 것이 긴장해서 지쳐 있다

몸의 피로를 없애기 위해서 왜 눈, 코, 입, 귀 등의 센서를 작동시켜야 하는지 의문을 갖는 사람도 있을 것이다. 이 장에서는 센서 사용법이 신체에 어떤 영향을 미치는지 알아볼 실험을 해보자.

먼저 아무것도 생각하지 말고 편안한 자세로 서서, 몸의 무게중심이 발바닥 어디에 있는지 확인한다. 그리고 눈앞에 있는 구체적인 목표물 하나를 정해두고 그것을 계속 응시해본다. 그러면 자연스럽게 머리가 앞쪽으로 쏠리고, 몸의 무게중심이 발끝으로 이동할 것이다.

이번에는 한곳을 응시하지 말고, 눈을 뜬 채로 방 안에서 들려오는 소리에 의식을 집중해본다. 말소리나 음악 소리보다는 에어컨이나 환풍기 돌아가는 단순한 소리가 좋다. 편한 자세로 서 있으면 머리가 뒤쪽으로 쏠리고, 몸의 무게중심이 발뒤꿈치로 옮겨갈 것이다. 그리고 소리를 의식하면서 서 있다 보면 몸의 긴장이 풀리는 느낌을 받을 것이다.

시각 정보에 의식을 집중하면, 몸의 무게중심은 앞쪽으로 쏠린다. 반대로 청각 정보에 의식을 집중하면, 무게중심은 뒤쪽으로 쏠린다. 이때 긴장이 풀리는 경향이 있다. 우리는 이것을 경험을 통해 잘 알고 있다. 평소 우리는 시각 정보를 통해 외부 세계와 많은 관계를 맺으며 신체의 긴장을 지속적으로 유발한다. 따라서 청각 정보에 의식을 향하는 것은 신체 긴장을 풀어주는 데 도움이 된다.

스포츠에서 경기 직전 헤드폰을 낀 채 음악을 듣는 선수들을 종종 본다. 이러한 행동은 긴장이 고조된 몸을 적절히 풀어주고 균형을 잡는 데 그 목적이 있다.

의식적으로든 무의식적으로든 어쨌든 센서를 잘 사용하여 몸 전체의 균형을 잡아야 한다. 만일 센서가 긴장해서 제대로 기능하지 못하면, 긴장이 온몸으로 전해져 몸 전체의 균형이 무너진다. 그러면 당연히 몸이 피곤해진다.

이제 눈, 코, 입, 귀의 센서를 이완시키는 방법을 살펴보자. 이것들은 누구라도 쉽게 할 수 있는 단순한 방법이다. 이를 따라 해보면서 몸 전체가 이완되고 피로가 풀리는 것을 직접 느껴보기 바란다.

A Healthy Body that doesn't get exhausted 2

눈
이완시키기

눈을 움직이는 근육이 피곤하다

나를 찾는 고객 중 많은 이가 눈이 피곤하다고 말한다. 회사원뿐만 아니라 주부나 운동선수들도 눈의 피로를 호소한다.

우리가 "눈이 피곤하다"라고 할 때 '눈'은 구체적으로 어디를 말하는 것일까? 흰자위? 아니면 검은자위? 그것도 아니면 눈꺼풀?

여기서 잠시 눈의 구조를 살펴보자. 사람의 눈은 상하좌우 및 사선 방향 등 총 여섯 개의 근육으로 구성되어 있다. 이 근육들은 안구眼球 안쪽에 위치해 있다.

우리는 흔히 "눈이 침침해"라고 말한다. '눈이 피곤하다'는 말은 구체적으로 안구 안쪽에 존재하는 근육이 피곤하다는 것을 의미한다.

그렇다면 눈을 움직이는 근육이 피곤해지는 이유는 무엇일까?

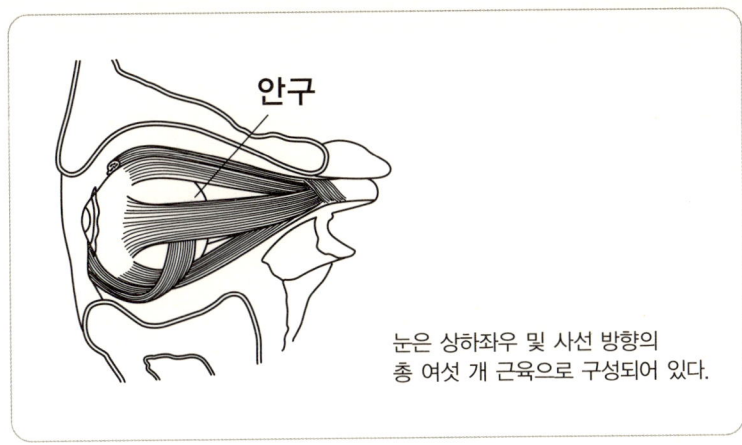

눈은 상하좌우 및 사선 방향의
총 여섯 개 근육으로 구성되어 있다.

컴퓨터 모니터를 오래 바라보는 등 시야를 좁히는 생활 습관이 몸에 익으면, 본래 자유롭게 움직여야 할 눈 근육이 움직이지 않게 된다. 그 상태로 근육이 굳어버려 눈이 피로해지는 것이다. 계속 같은 자세로 의자에 앉아 있으면 등과 허리의 근육이 딱딱하게 경직되어 피곤해지는 것과 같은 이치이다.

굳은 눈 근육을 풀어주는 방법

굳어버린 눈 근육을 풀어주는 가장 빠른 방법은 눈꺼풀 위에 손을 대고 직접 안구를 만지며 마사지하는 것이다.

간단하면서도 매우 효과적인 운동법이니, 함께 따라 해보자.

먼저 등을 대고 누워보자. 약간 딱딱한 이불이나 매트리스 위에 베개 없이 눕는다. 요가 매트 같은 것을 깔고 누워도 좋다.

익숙해지기 전까지는 한쪽 눈당 5~10분 정도씩 정성스럽게 매만져준다. 그러면 눈뿐만 아니라 딱딱하게 굳어 있던 신체의 중추가 이완됨을 느낄 수 있을 것이다.

동작이 익숙해지면 의자에 앉아서 한쪽 눈당 3분가량씩 빠르게 실시할 수도 있다. 의자에 앉아서 할 때는 등과 후두부를 벽에 기대는 것이 좋다. 직장 등 자세를 취하기 어려운 장소에서는 평소 앉는 자세 그대로 해도 된다. 다만, 몸이 앞쪽으로 쏠리지 않게 유의하면서 바른 자세로 편안하게 해야 효과적이다.

동작이 익숙해질 때까지는 등을 대고 누운 자세로 시간을 들여 천천히 실시하면서 몸이 이완되는 느낌을 느껴보라. 익숙해지면 앉아서 할 때도 같은 효과를 얻을 수 있다.

다음으로 두 눈을 감고 눈꺼풀 위에 손가락을 올린다. 오른쪽 안구에는 왼손 검지와 중지, 약지를 갖다 댄다. 세 손가락을 가볍게 밀착시켜 안구 위에 올려놓는다. 손가락 끝 부분보다는 약간 가운데 부분을 올려놓으면 좀 더 부드럽게 만질 수 있다.

어깨와 손목에 힘을 빼고 가능한 한 부드럽게 매만진다. 그러면서 안구의 무게감과 형태를 함께 느낄 수 있도록 한다. 하드렌즈를 착용한 사람은 렌즈를 빼고 하는 게 좋다. 다만, 소프트렌즈라면 착용한 채로 해도 무방하다.

동작을 취하면서 안구 뒤쪽, 즉 후두부와 목의 경계선 부근에 있는 심부근육深部筋肉의 상태에도 주의를 기울여보자. 안구가 이완되면 그 부근의 근육 역시 긴장이 풀리는 느낌이 들 것이다.

등을 대고 누워 눈꺼풀 위에 손끝을 대어 직접 안구를 만져준다. ⬇

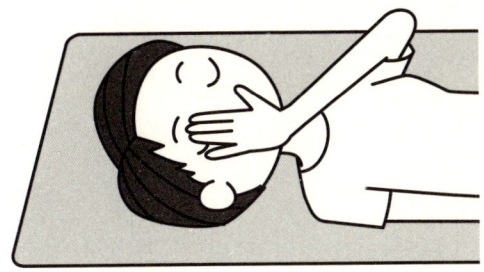

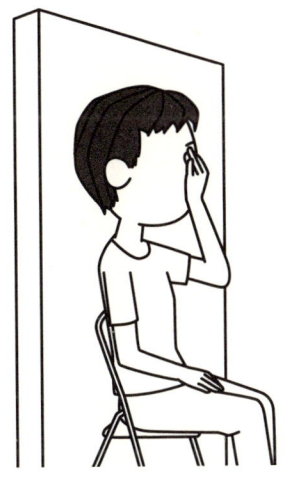

⬆ 벽에 기대앉아 안구를 직접 어루만진다.

오른쪽 안구에는 왼손 검지와 ➡ 중지, 약지를 올려놓는다.

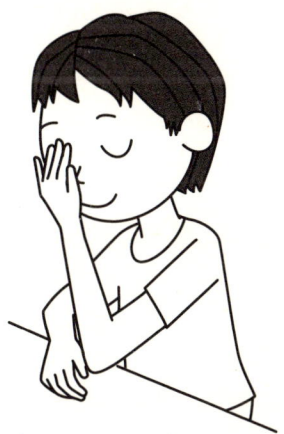

이것으로 모든 준비가 끝났다.

그다음으로, 눈을 이완시키기 위한 네 가지 운동법을 소개하려고 한다. 이 운동법을 모두 시도해본 후 자신에게 가장 잘 맞는 방법을 찾아보자. 모든 동작은 한 쪽씩 번갈아 실시한다. 한 쪽을 마친 후에는 아직 실시하지 않은 다른 쪽 눈과 비교하면서 두 눈의 차이를 느껴보기 바란다.

운동법 1 안구 느끼기

세 손가락으로 부드럽게 안구를 만져본다. 그러면서 안구의 크기, 모양, 무게감, 질감 등을 느껴보기 바란다.

이때 안구가 딱딱하고 크기가 줄어들었다는 느낌이 들 수도 있다. 그렇더라도 안구를 억지로 이완시키려 하거나 늘리려고 하면 안 된다. 그저 그 상태의 안구를 느껴보기 바란다.

잠시 후 어떤 변화가 느껴질 것이다. 그 변화를 멈추게 하거나 더 강하게 느끼려 하지 말고, 그냥 가만히 느껴보라.

딱딱하게 굳어 있던 안구가 유연해지거나 또는 얼굴 중앙에 쏠려 있던 안구가 바깥쪽으로 조금 확장된 느낌이 들 것이다. 그러면 목 근육에 어떤 변화가 나타났는지도 확인해보기 바란다.

> 운동법 2 안구로 '호흡한다'는 의식 갖기

운동법 1에서 변화를 느끼지 못했다면 운동법 2를 시도해보자.

보디워크에서는 자신의 신체 감각을 쉽게 느끼게 하기 위해 호흡을 의식하도록 하는 경우가 많다. 감각을 느끼고 싶은 부분을 어루만지면서 그곳으로 호흡하는 것처럼 의식하면 서서히 감각이 생겨날 것이다.

이때, 호흡에만 의식을 집중하면 긴장감이 생겨나서 역효과가 날 수 있으니 주의한다.

현재의 자연스러운 호흡에 의식을 집중하고, 손으로 어루만지는 부위(여기서는 안구)로 호흡하는 이미지를 떠올린다. 그러면 그 부위를 더 쉽게 느낄 수 있다.

이렇게 안구를 느낄 수 있게 된 것만으로도 변화가 일어난다. 이제 운동법 3으로 나아가보자.

> 운동법 3 안구 움직이기

이번에는 세 손가락을 안구 위에 올려놓고, 안구를 상하좌우 및 사선 등 여러 방향으로 움직여본다. 이때 막연하게 움직이기보다는 여러 방향에 있는 사물을 실제로 본다는 느낌으로 움직이는 것이 좋다.

예를 들어 오른쪽으로 움직일 경우, 그쪽 벽이나 오른쪽 귀를 본다는 느낌으로 천천히 안구를 움직인다. 이때 안구의 무게감을 느끼면서 움직이면, 후두부와 목의 경계선 부근의 근육이 움직이는 것을 느낄 수 있다. 또 안구의 움직임과 목 깊은 곳의 근육이 연동해서 움직이는 것도 느껴보기 바란다.

운동법 4   '안와'에 떠 있는 안구를 느끼면서 움직이기

이것은 운동법 3에서 좀 더 발전된 방법이다. 근육과 지방으로 둘러싸인 안구는 안와眼窩, 안구가 박혀 있는 두개골의 구멍 안에 떠 있다. 먼저 안와 가장자리를 손가락으로 따라가며 만져본다. 손가락으로 안와 가장자리를 더듬어보면 안와의 크기가 생각보다 작다는 것을 알 수 있다. 그런데 안와가 실제 크기보다 크다는 이미지를 떠올리고 있으면, 안구를 움직일 때 눈 주변의 근육도 함께 움직이게 된다. 그래서 안구를 움직일 때 안와 주변이 씰룩거리는 느낌이 든다.

이렇듯 안구 주변이 긴장되면 안구를 자연스럽게 움직이기가 어려워진다. 이럴 때는 안와 가장자리를 손가락으로 더듬어가며 크기를 정확히 느껴본다. 그러고는 안구가 안와 안에 떠 있다고 생각한다. 물이 꽉 찬 동굴안와 속에 젤리가 든 풍선안구이 떠 있는 것 같은 이미지를 상상하면 도움이 된다. 물속에 안구가 떠 있는 모습을 이미지화했다면 어느 방향으로든 안구를 자연스럽게 움직일 수 있을 것이다.

이런 이미지를 그리면서 안와 안의 안구를 여러 방향으로 움직여본다. 자연스럽게 움직여지지 않는 방향이나 장소가 있으면, 그

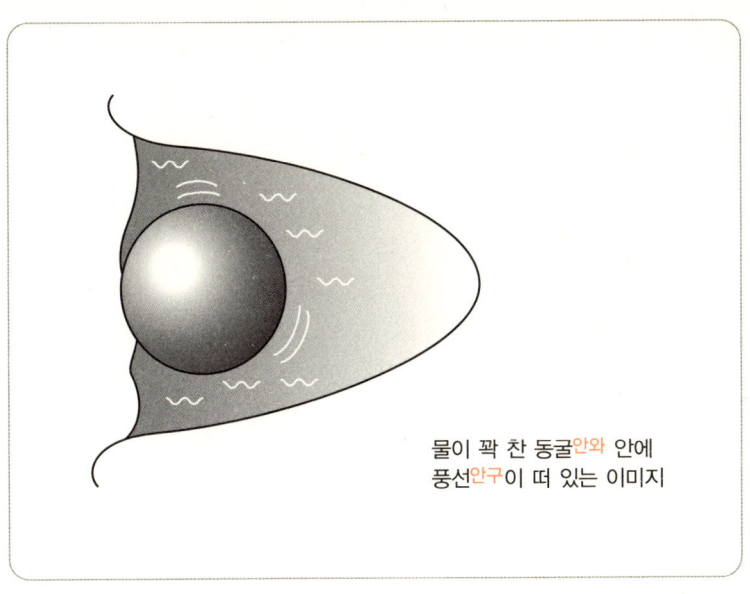

물이 꽉 찬 동굴안와 안에
풍선안구이 떠 있는 이미지

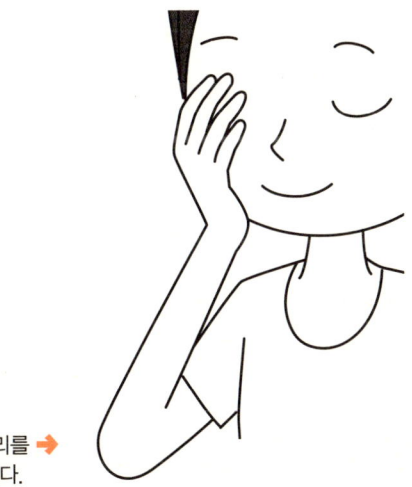

안와 가장자리를
손가락으로 더듬어 만져본다.

부분에 좀 더 신경 쓰면서 움직여본다. 아마 양쪽 눈에 대한 풍선 이미지나 안구 움직임의 자연스러움에는 차이가 있을 것이다. 그러나 동작을 반복하다 보면 점점 균형이 잡히면서 양쪽 눈 모두를 자연스럽게 움직일 수 있을 것이다.

목부터 신체의 중심부까지 편안하게 한다

운동법 1부터 4까지의 동작을 모두 마친 후 양쪽 눈을 모두 떠보면, 그 변화의 차이를 확실히 느낄 수 있을 것이다.

이때 뒷목에는 어떤 변화가 일어났는지도 확인해보기 바란다. 눈과 마찬가지로 뒷목 역시 이완되어 있을 것이다. 안구를 움직일 때 목 깊숙한 곳에 위치한 근육 심부근육 도 함께 움직인다는 것 역시 느낄 수 있을 것이다.

안구를 움직이는 근육과 목의 심부근육 사이에는 해부학적으로나 신경학적으로 연관성이 있다고 알려져 있다. 심부근육은 머리와 척추를 연결하는 역할을 한다. 이 때문에 심부근육의 경직으로 움직임에 제약을 받으면 머리 무게가 모두 척추에 실린다.

편안하고 바른 자세를 유지하려면 목의 심부근육이 자극받지 않도록 하고, 머리와 척추가 일직선으로 균형을 이루도록 해야 한다. 이런 상태가 되면 우리 몸은 한결 편안해진다.

한 번 굳어버린 심부근육은 스트레칭이나 마사지로도 풀어주기가 어렵다. 말 그대로 신체의 중추에 해당하는 부위이기 때문이다.

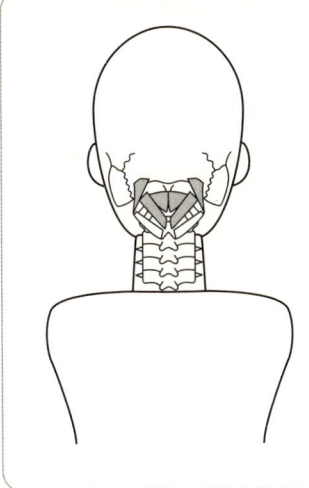

안구를 움직이는 근육은
목의 심부근육과 연결되어 있다.

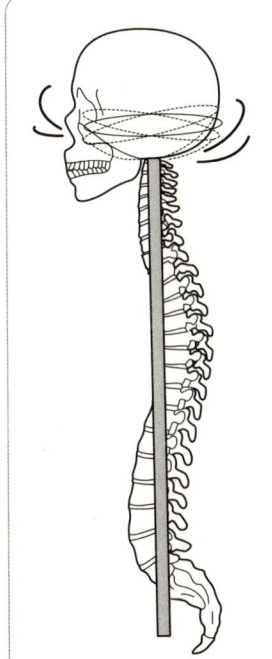

편안하고 바른 자세를 유지하려면
머리와 척추가
일직선을 이루어야 한다.

한쪽 눈만 이완시킨 후에 걸어보면 신체의 좌우 균형이 맞지 않음을 느낄 수 있을 것이다. 눈이 이완된 쪽의 몸은 머리끝부터 발끝까지 이완되는 경향이 있기 때문이다. 다시 말해 눈이 긴장하면 몸의 중추 또한 긴장하는데, 그 긴장은 몸 전체로 확산된다.

신체 중추의 긴장은 표면의 근육을 이완시켜도 쉽게 풀리지 않는다. 그러므로 긴장의 원인인 센서여기서는 눈를 이완해주어야 한다.

눈 외에도 머리나 목이 긴장되어 피로가 느껴지면, '손으로 만져서 눈을 이완시키는 운동법'을 시도해보자. 간단하지만 큰 효과를 얻을 수 있을 것이다.

A Healthy Body that doesn't get exhausted 3
귀
이완시키기

듣기 싫은 소리나 소음을 들으면 귀는 긴장한다

'귀를 이완시키고 싶다'라는 생각을 해본 적이 있는가? 긴장된 눈을 이완시키고 싶다는 생각은 해봤을지 몰라도 '귀를 이완시킨다'라니? 그게 어떤 느낌인지 잘 와 닿지 않을 수도 있겠다. 아마 "귀가 긴장한다고?"라며 반문하고 싶어 할 수도 있겠다. 지금부터 '귀가 이완되는 느낌'을 직접 체험해보자.

먼저 바른 자세로 앉아서 어깨와 목을 편안히 하고, 몸의 긴장을 풀어보자. 그다음, 어려운 이야기를 열중해서 듣고 있는 이미지를 상상해보자. 곧 몸에 변화가 생길 것인데, 아마 목덜미부터 어깨까지 빳빳하게 힘이 들어갈 것이다.

좀 더 단적인 예로, 칠판을 손톱으로 긁었을 때 나는 소리처럼 불쾌하고 기분 나쁜 소리를 들었다고 가정해보자. 목과 어깨에 힘이 잔뜩 들어갈뿐더러 이를 악물거나 손을 꽉 쥐게 되는 등 긴장도가 한층 더 강해질 것이다. 이때 귀 주변부의 느낌에 주목해보자. 귀 뒤쪽과 관자놀이 부근이 경직되고 긴장되어 있을 것이다.

어려운 이야기나 듣기 싫은 소리를 들은 후에 어깨나 목이 뻐근해졌던 경험은 누구나 해보았을 것이다. 불쾌한 소리를 듣고 귀가 긴장하면, 귀 주변부의 근육도 경직된다. 그리고 귀 주변부의 근육이 긴장하면, 그 긴장은 몸 측면에 분포하는 근육들의 연결을 매개로 몸 전체로 확산된다.

우리는 일상생활에서 신체에 스트레스를 주는 소음이나 듣기 싫은 소리를 들으면서 살고 있는데, 이 소리는 상상하는 것 이상으로 귀를 긴장시킨다. 이렇게 귀의 긴장에서 비롯된 몸 전체의 긴장은 그 긴장을

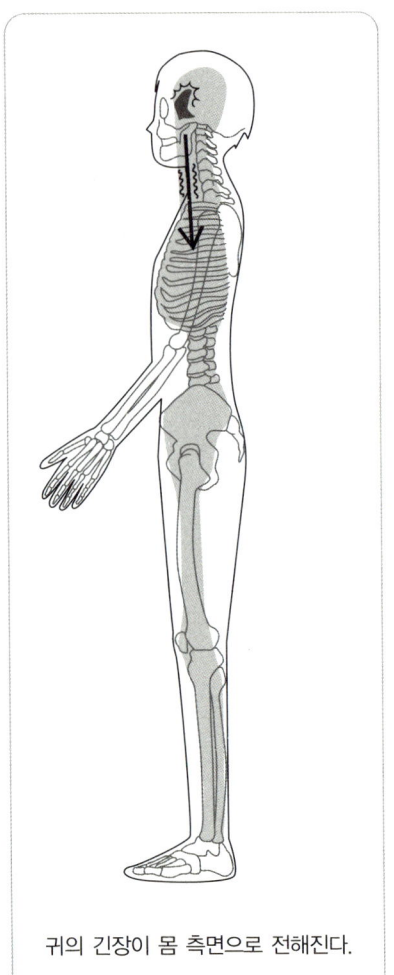

귀의 긴장이 몸 측면으로 전해진다.

만들어낸 귀를 이완해줄 때 효과적으로 풀린다.

귀 잡아당기기 운동법

이제 경직된 귀의 근육 이완을 위한 귀 잡아당기기 운동법을 살펴보자. 귀를 잡아당겨 몸을 이완시키는 방법은 마사지나 요가에서도 시도하고 있다. 하지만 여기에서는 근육의 연결을 의식하면서 좀 더 섬세하고 효과적인 방법을 소개하려고 한다.

처음에는 약간 딱딱한 이불이나 매트리스 위에서 옆으로 누워 실시하는 것이 좋다. 베개나 쿠션을 베고 옆으로 누워 되도록 목을 곧고 편한 상태로 만들어보자. 무릎 사이에 쿠션 같은 것을 끼우면 몸이 앞뒤로 쏠리지 않기 때문에 자세를 안정적으로 유지할 수 있다. 익숙해지기 전까지는 한쪽 귀당 5~10분가량 정성스럽게 귀를 잡아당긴다. 귀 주변부 외에도 잡아당기는 쪽의 몸 측면이 전체적

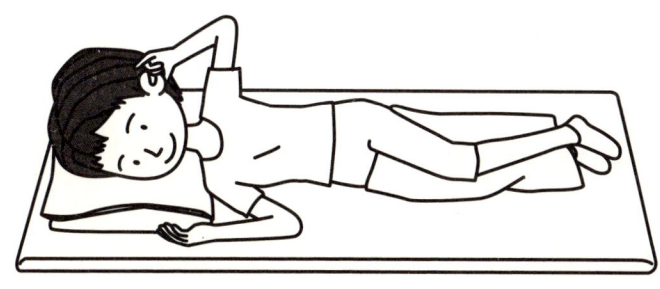

⬆ 옆으로 누워 귀를 잡아당긴다.

으로 이완되는 것을 느낄 수 있을 것이다.

이 동작이 익숙해지면, 의자에 앉아서 짧게 실시할 수도 있다. 의자에서 실시할 때는 책상이나 의자 등받이에 몸을 기대지 않도록 하고, 편안한 자세로 몸을 곧게 펴야 한다. 익숙해질 때까지는 옆으로 누운 자세로 천천히 시간을 들여가면서 이완되는 느낌을 가져본다. 익숙해지면 앉아서 해도 똑같은 효과를 얻을 수 있다. 눈 이완시키기 동작보다 앉아서 하기도 쉽고 짧은 시간에 할 수 있으므로 더 실용적인 운동법이라고 하겠다.

먼저 한쪽 귀를 손으로 잡아보자. 오른쪽 귀의 경우, 오른손 엄지와 중지 혹은 검지를 사용한다. 잡아당기는 위치에 맞춰 엄지와 중지, 혹은 엄지와 검지로 잡으면 된다. 자신에게 맞는 방법을 택해보자.

귓구멍이 있는 쪽이 귀 안쪽이고 두피에 가까운 쪽이 바깥쪽이라고 할 때, 귀 안쪽과 바깥쪽을 손가락으로 잡고 귀뿌리 부분을 가볍게 잡아당긴다. 머리뼈에서 귀뿌리를 2~3밀리미터 정도 띄우는 것처럼 잡아당긴다. 귀 자체를 잡아당긴다기보다는 머리뼈와 귀뿌리 사이에 공간을 만드는 것이 이 운동법의 목적이다.

머리에 붙은 귀를 바깥쪽으로 조금 빼내는 듯한 느낌으로 당긴다. 이 동작을 하는 것만으로도 등 근육이 편안해질 것이다. 이때 귀와 머리 사이의 공간에 공기가 통하는 것 같다는 느낌으로 호흡하면 더욱 효과적이다.

귀를 잡고 가볍게 당기는 동작을 해봤다면 이번에는 다른 방향

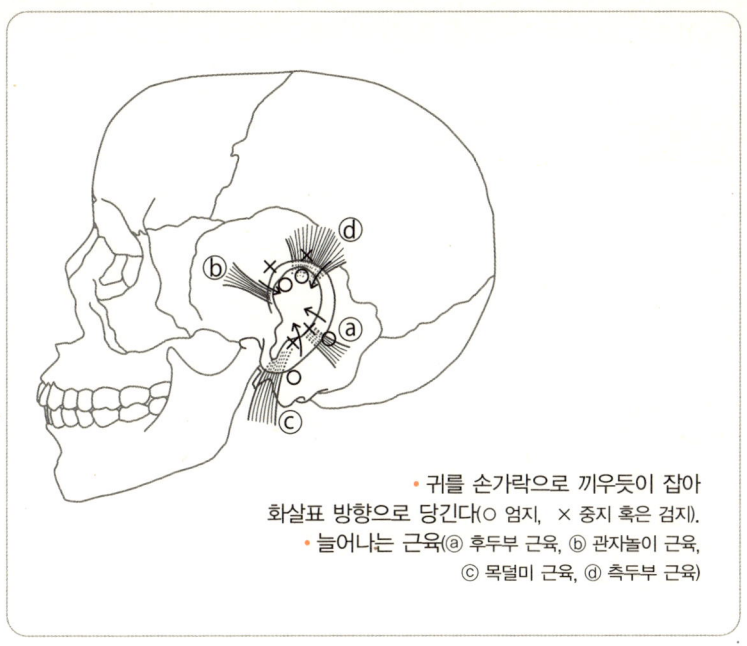

- 귀를 손가락으로 끼우듯이 잡아 화살표 방향으로 당긴다(○ 엄지, × 중지 혹은 검지).
- 늘어나는 근육(ⓐ 후두부 근육, ⓑ 관자놀이 근육, ⓒ 목덜미 근육, ⓓ 측두부 근육)

으로도 귀뿌리를 잡아당긴다. 그러면 귀 주변 근육이 늘어나면서 이완될 것이다.

다음은 귀 주변 근육의 위치와 그 근육을 이완시키기 위해 잡아당기는 부분 및 방향을 정리한 것이다.

운동법 1 앞쪽, 얼굴 쪽으로 잡아당기기(ⓐ)

귀를 앞으로 잡아당김으로써 귀 뒤쪽 근육을 늘리고 이완시킨다. 후두부와 뒷목이 이완되면서 그 느낌이 주변으로 퍼져나가는 게 느껴질 것이다. 또 이 부위는 눈을 움직이는 근육과도 밀접한 관계가 있으므로 눈의 뻑뻑함이 사라지는 효과도 얻을 수 있다.

운동법 2 뒤쪽으로 잡아당기기(ⓑ)

귀를 뒤쪽으로 잡아당겨 귀 앞쪽 관자놀이 부근의 근육을 늘리고 이완시킨다. 머리가 무겁다고 느껴질 때 하면 머리가 한결 가벼워진다.

운동법 3 위쪽, 머리 꼭대기 쪽으로 잡아당기기(ⓒ)

귀를 위쪽으로 잡아당겨 귀 아래 목덜미에 연결된 근육을 늘리고 이완시킨다. 목 깊숙이 위치한 근육이 이완되면서 턱의 긴장이 풀려 개운해질 것이다.

운동법 4 아래쪽, 목 쪽으로 잡아당기기(ⓓ)

귀를 아래로 잡아당겨 머리 측면에 연결된 근육을 늘리고 이완시킨다. 이 부위는 턱을 움직이는 큰 근육이 위치한 곳으로, '악관절顎關節, 턱관절–견관절肩關節, 어깨관절–고관절股關節, 엉덩이관절'로 연결되는 몸 측면 전체에 큰 영향을 준다. 이 부위를 효과적으로 이완시키면 턱과 어깨, 고관절이 부드러워지고 움직임도 한결 편해진다. 또 몸 전체의 긴장이 풀리면서 몸과 마음이 편안해진다.

몸 전체로 전해지는 느슨함

이제 귀 주변 근육이 늘어나고 이완되는 것이 신체의 다른 부위에 어떤 영향을 주는지 살펴보자.

목이나 어깨 외에 가슴, 배, 척추 전체에 어떤 변화가 일어났는지 느껴보자. 귀 주변에서 나타난 변화가 발끝에까지 영향을 주는 경우도 있다. 한쪽 귀의 동작을 마친 후 일어서서 신체 좌우 균형이 어떻게 달라졌는지 확인해보자. 동작을 실시한 쪽의 몸 측면에 변화가 일어났을 것이다.

사람들은 저마다 특유의 긴장 패턴을 갖고 있다. 예를 들어, 귀가 긴장할 때 어깨까지 경직되는 사람도 있고, 귀·목·배가 함께 경직되는 사람도 있다. 패턴이 얽히고설킬수록 긴장의 실타래는 풀기가 어렵다.

한편, 사람에게는 긴장을 푸는 데에도 일정한 패턴이 존재한다. 긴장을 만들어내는 원흉인 귀의 긴장을 풀어줌으로써 신체 여러 부분의 긴장이 풀리는 패턴을 몸으로 한번 느껴보는 것이 중요하다. 그런 다음부터는 좀 더 자연스럽게 몸 전체로 긴장이 풀려나가는 것을 느낄 수 있다.

긴장을 푸는 다양한 패턴을 알면 몸이 긴장하더라도 거기에 사로잡히거나 얽매이지 않게 된다. 그러면 긴장을 몸에 쌓아두지 않게 되고 피로하지 않은 몸을 만들 수 있다.

쉽게 피곤해지지 않는 몸을 만들기 위해서는 귀를 이완시킬 때 신체의 다른 부위가 어떻게 이완되는지 그 과정을 잘 관찰하고 몸에 익혀두어야 한다.

　그런 의미에서 귀 잡아당기기 운동은 일시적으로 몸을 이완시키기 위한 방법일 뿐만 아니라 쉽게 피로해지지 않는 몸을 만들기 위해 신체를 단련하는 방법이기도 하다.

'머리의 중추' 접형골에서부터 전해지는 긴장

　귀의 긴장 해소는 몸의 옆면을 따라 전해진다. 이는 지금까지의 동작을 시도해봄으로써 잘 느낄 수 있다. 이번에는 귀 잡아당기기 운동법이 신체 내부에 어떤 영향을 미치는지 살펴보자.

　앞에서와 마찬가지로 어려운 이야기를 열심히 듣고 있는 상황을 떠올려보자. 그리고 이번에는 호흡에 주목하자. 명치 부근이 굳어지거나 호흡이 얕아지는 걸 느낄 수 있을 것이다.

　이런 증상은 귀의 긴장이 '머리의 중추'를 거쳐 횡격막으로 전해지고, 횡격막이 경직되기 때문에 나타난다. 앞서 설명했듯이, '머리의 중추'는 접형골이라는 두개골의 센서에 있는 나비 모양의 뼈를 말한다. 여기서는 접형골의 구조와 연결관계를 좀 더 자세히 살펴보려고 한다.

　접형골은 좌우 관자놀이를 연결하는 뼈로, 대뇌의 전두부前頭部를 올려놓은 접시와 같은 구조를 하고 있다. 귀가 긴장하고, 이로 인해 측두부側頭部가 경직되면 접형골이 짓눌리면서 위치가 변한다.

　또 접형골은 기도, 식도 등을 둘러싼 원통 형태의 막膜을 사이에 두고 횡격막과 연결되어 있다. 이 때문에 접형골의 위치가 변하면, 이 막의 구조가 긴장하게 된다. 그러면 횡격막의 운동이 둔화된다.

횡격막이 경직되면 상반신과 하반신이 분리되는데, 신체는 안정감을 잃어 긴장하고 호흡은 거칠어진다. 그 결과 교감신경이 활성화되어 중추신경 전체의 긴장도가 높아지면서 근육이 경직되기 쉬운 상태가 된다.

접형골은 귀 외에 눈, 코, 입과도 깊은 관계가 있기 때문에 접형골에서 횡격막으로 이어지는 관계는 매우 중요하다. 그래서 눈이 피곤해지면 명치끝도 함께 경직되는 것이다.

이제 양쪽 귀를 잡아당김으로써 접형골을 매개로 하여 횡격막을 이완시키는 방법을 살펴보자.

한쪽 귀를 잡아당기는 동작을 했을 때와 마찬가지로, 가볍게 귀를 잡고 머리에서 2~3밀리미터 정도 띄우듯 잡아당긴다. 이번에는 양쪽 귀를 동시에 잡아당긴다. 그리고 머리와 양쪽 귀 사이에 탁구공 크기만 한 공간이 만들어졌다고 상상한다. 그러고는 호흡에 의식을 집중한다.

들숨에 탁구공만 한 크기의 공간이 늘어나고, 날숨에 조금 줄어드는 이미지를 떠올리며 계속 호흡을 한다. 귀를 잡아당기는 강도와 호흡 모두 기분 좋게 느껴지는 범위 안에서 부드럽게 실시한다. 몇 번 반복하다 보면 명치를 포함한 늑골 아래가 호흡과 함께 확대되면서 편안해질 것이다. 마음이 차분해지면서 몸의 긴장 또한 풀릴 것이다.

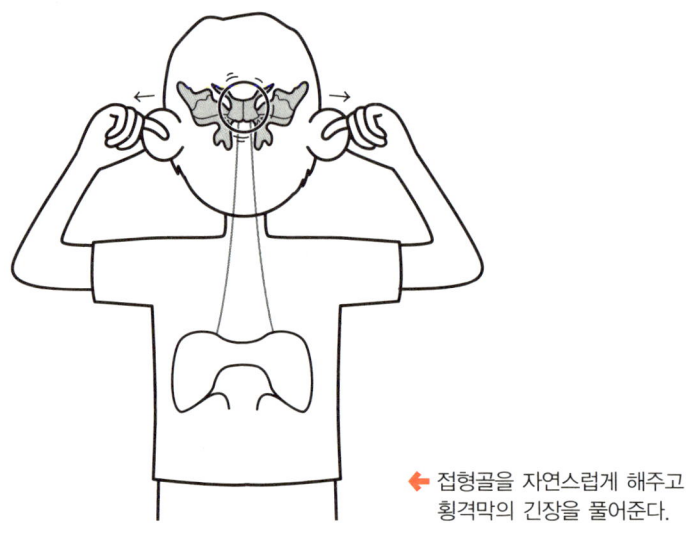

← 접형골을 자연스럽게 해주고
횡격막의 긴장을 풀어준다.

횡격막이 이완되어 호흡이 편해지면 신체 내부기관도 함께 이완되어 마음이 편안해진다. 접형골이 '머리의 중추'라면 횡격막은 '몸체의 중추'이다. 이 '몸체의 중추'는 한 번 경직되면 쉽게 이완되지 않는다.

다양한 호흡법 등 신체의 긴장을 풀어주기 위한 갖가지 운동법은 횡격막의 긴장을 풀어주기 위한 목적을 갖고 있다. 그런데 그런 운동법은 횡격막 주변의 근육만 반응하게 하고, 정작 중요한 횡격막의 이완에는 도움이 되지 못하는 경우가 많았다. 이 문제는 '신체를 이완시키는 운동법'에서 난제 중 하나였다.

양쪽 귀를 잡아당기는 동작은 '머리의 중추' 접형골을 입구로 하여 직접적으로 긴장을 풀어주기 어려운 횡격막을 쉽게 이완시킬 방법으로 고안되었다. 이 방법은 접형골을 자유롭게 만들어줌으로써 눈과 머리의 지독한 긴장을 해소하여 개운하게 만드는 효과를 기대할 수 있다. 반드시 이 운동법의 효과를 체험해보길 바란다.

이 운동법의 기본은 앉아서 실시하는 것이다. 하지만 일어서서 실시하거나, 16쪽에서 설명한 것처럼 서 있는 상태에서 앞으로 몸을 숙이며 시도하면 긴장이 풀리는 느낌을 더 쉽게 받을 수 있다.

A Healthy Body that doesn't get exhausted 4

입
이완시키기

하고 싶은 말을 참으면 입이 경직된다

    때때로 '입이 긴장하는' 느낌을 가져본 적이 있을 것이다. 여기서 한 가지 실험을 해보자. 먼저 자세를 반듯하게 하고 목과 어깨를 편하게 한다. 그런 다음 승객들로 가득 찬 지하철 안에서 사람들에게 이리저리 밀리는 모습을 떠올려보자. 아마 무의식중에 어금니를 악물게 될 것이다. 이때 긴장을 느끼는 부위는 '턱'인데, 정확히 말하면 '아래턱'이다. '턱에 힘이 들어가는' 느낌이 어떤지는 잘 알 것이다.

    한 가지 실험을 더 해보기. 마찬가지로 긴장을 풀고 자세를 바르게 한다. 그러고는 "싫어요"라고 말하고 싶지만, 그렇게 하지 못한 채 상사에게 일방적으로 끌려가는 상황을 떠올려보자. 이때 '혀'는, 혀가 아래턱 쪽을 꾹 누르면서 경직된 상태일 것이다.

물론 어떤 느낌인지 잘 모를 수도 있다. 그렇다면 이는 혀가 만성적으로 긴장되어 있어서 이완된 감각을 잘 알아채지 못하기 때문이다. 즉, 혀가 긴장되어 있다는 생각조차 못하고 있는 것이다. 하고 싶은 말을 못하고 참으면 혀는 긴장하고 경직된다. 또한 턱과 혀가 계속 경직되어 있으면 하고 싶은 말을 참고 있다는 생각조차 못하게 된다.

여기서는 '턱'과 '혀'를 이완시키는 방법을 소개하려고 한다. 이제 입을 느슨하게 이완시켰을 때, 입뿐만이 아니라 신체의 다른 부위가 어떻게 이완되는지 한번 느껴보자.

턱의 힘을 빼는 방법

턱에 힘이 들어가면 몸 전체가 긴장되어 몸을 자연스럽게 움직일 수 없다. 이는 스포츠 세계에서도 잘 알려진 정설이다. 단거리 경주에 출전하는 최상급 선수의 슬로모션 영상을 보면 턱이 이완되어 흔들리는 모습을 확인할 수 있다. 조금 더 일반적인 예를 들자면, 턱이 긴장되면 턱관절에 통증을 유발하고 자면서 이를 갈기도 한다.

사실, '턱의 힘을 빼다'는 것이 말처럼 쉬운 일은 아니다. 왜냐하면 입을 다물게 하는 근육은 긴장 상태가 계속 이어지면 이완되어 늘어나는 것을 잊기 때문이다. 따라서 그 감각을 떠올리는 것이 중요하다. 이제 간단한 운동법으로 그 감각을 체험해보자.

먼저, 일어선 상태에서 편안하게 몸을 앞으로 숙여본다. 이때 얼마나 앞으로 숙일 수 있는지, 자신의 몸이 얼마나 유연한지를 기억해둔다.

이번에는 오른쪽 혹은 왼쪽 어금니에 나무젓가락을 물고 몸을 앞으로 숙여본다. 몸이 한결 유연해지고, 더 편히 구부릴 수 있을 것이다. 턱이 늘어나고 이완되면 몸 역시 이완된다.

이번에는 등을 대고 누워 나무젓가락을 어금니에 끼워보자. 입을 꽉 다물기 위해 나무젓가락은 세로 방향으로 끼운다. 어금니에 나무젓가락을 끼운 후에 잠시 몸의 긴장을 풀고, 천천히 호흡하면서 몸에 나타나는 변화를 살펴보라.

턱 안쪽이 벌어지면서 나무젓가락을 문 어금니 쪽의 관자놀이 근육이 늘어나고, 이어서 목덜미, 어깨, 고관절 부근까지도 이완될 것이다.

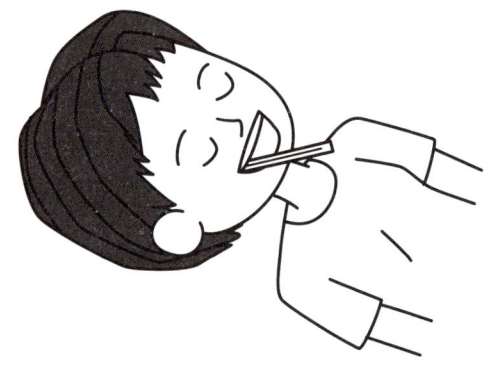

← 나무젓가락을 어금니에 끼워 턱을 이완시킨다.

한쪽 턱을 이완시킨 후, 일어서서 몸 전체의 감각을 확인해보자. 이완시키지 않은 쪽의 몸과 비교했을 때, 나무젓가락을 이용해 이완시킨 턱 쪽의 몸이 전체적으로 이완되어 자연스러워졌을 것이다. 다리 역시 더 안정적으로 몸을 지탱하고 있다는 느낌이 들 것이다.

이 운동법은 턱의 긴장이 심해서 입을 벌리기 어렵거나 턱 통증이 있는 사람에게 효과적이다. 또 어깨나 목의 긴장이 심해 그 긴장이 좀처럼 해소되지 않는 사람에게도 효과가 있다. 밤에 쉽게 잠들지 못할 때도 효과적이니 꼭 한 번 시도해보기 바란다.

혀를 자연스럽게 풀어주는 방법

턱을 이완시키는 느낌은 이해가 되어도, 혀를 느슨하게 이완시킨다는 느낌은 감이 잘 안 올 수도 있다.

원래 혀는 가느다란 근육들이 모여 형성된 기관이다. 평소 하고 싶은 말을 참으며 자기 생각을 표현하지 않으면 혀는 경직된다. 사실, 혀는 의식적으로 움직이지 않기 때문에 경직되기 쉽고, 혀를 움직인다는 감각조차 망각하고 살기 쉽다.

이제 혀를 여러 방향으로 움직이는 운동법을 통해 경직된 혀를 이완시키는 방법을 살펴보자.

먼저 혀가 어디에서 시작되는지를 확인해보자. 혀는 아래턱뼈와 목 사이에 있는 '설골舌骨'에서 시작된다. 턱 아래 목젖이 있는 쪽에 양손 손끝을 가볍게 대보자. 그리고 좌우 양방향으로 가볍게 손끝을 밀어, 갑상연골甲狀軟骨, 목젖이 있는 부분 옆에 손끝을 대보자. 다음으로 양손 중지 손끝을 2센티미터 정도 위로 밀어, 갑상연골이 끝나는 곳에 중지 끝이 닿도록 하자. 이 상태에서 혀를 내밀었다 넣었다 해보자. 혀를 내밀었을 때는 없어지고 혀를 집어넣었을 때는 튀어나오는 부위가 있을 것이다. 그곳이 설골 부분이다. 목과 아래턱 근육은 말발굽 모양의 설골을 지탱하고 있고, 설골은 혀를 지탱하고 있다.

이 운동법을 실시하기 전에 혀가 시작되는 위치인 설골을 손끝으로 눌러 확인해본다. 혀를 움직일 때는 '설골에서 혀의 움직임이

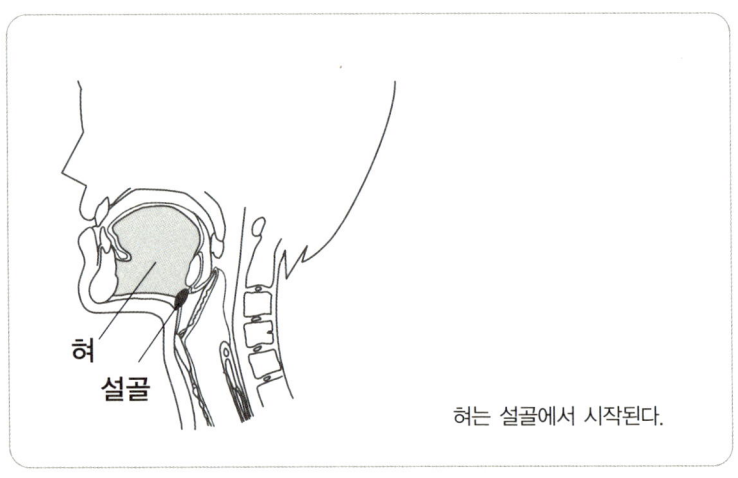

혀는 설골에서 시작된다.

시작된다'는 사실을 의식하는 것이 중요하다. 무작정 혀를 잡아 빼기만 하면, 목과 턱 관절이 과도하게 긴장할 뿐 혀는 이완되지 않으니 주의한다.

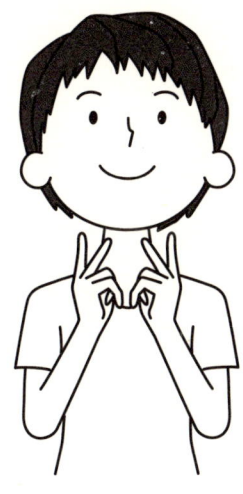

← 손가락으로 설골을 확인한다.

이제 본격적으로 혀를 이완시키자.

양손 중지 끝으로 설골을 가볍게 누른 채 여러 방향으로 자유로이 혀를 움직여본다. 입 밖으로 혀를 내밀어 상하좌우 여러 방향으로 움직인다. 입 안쪽으로도 혀를 말아 넣어본다. 또 입 안 전체, 잇몸 안쪽과 볼 안쪽 등 여러 부위를 혀로 밀어내보자. 이때 호흡을 참지 않도록 주의한다. 특별히 시간을 정해놓고 할 필요는 없고, 5분 정도를 기준으로 실시하면 된다.

여러 방향으로 혀를 움직인 후에는 잠시 휴식하면서 혀의 상태를 확인한다. 동작을 실시하기 전보다 혀가 자연스러워졌을 것이다. 실제로 말을 해보면 평소보다 혀가 부드럽게 움직이는데, 이것이 이른바 '혀가 자유자재로 돌아가는' 상태이다.

또 이 동작을 통해 평소 무의식중에 얼마나 혀를 긴장시키고 있었는지도 깨달을 것이다.

동작을 모두 마친 후에는 목, 어깨 등 신체의 다른 부위도 이완되어 있는지 확인해보자.

혀가 긴장되면 목구멍이 경직되고, 목구멍이 경직되면 목 전체가 긴장한다. 목이 뻣뻣하고 불편한 느낌이 드는 사람은 목 전체를 편안하게 만들어주는 혀 이완시키기 운동법을 시도해보기 바란다.

입이 이완되면 내장기관도 이완된다

깊이 숨을 내뱉으면서 혀를 앞으로 쭉 빼보자. 그러면 명치끝이 팽팽하게 당겨지는 느낌이 들 것이다. 혀를 좀 더 앞으로 내밀어보면, 아랫배 부근까지 당기는 느낌이 들 것이다. 혀를 움직이면 배 전체가 함께 움직인다. 왜 이런 현상이 일어날까?

혀를 포함한 입은 '식도, 위, 십이지장, 소장, 대장, 항문'으로 이어지는 소화기관의 입구이다. 이 때문에 위장 상태가 안 좋으면 입술이 헐기도 한다. 이를 통해 입이 내장기관의 일부라는 사실을 알 수 있다. 그래서 입이 경직되면 내장기관 전체도 함께 경직된다.

앞선 프롤로그에서 '내장기관은 몸의 중추이며, 몸 전체의 긴장을 만들어내는 곳'이라고 했다. 이제 입을 이완시키는 동작을 통해, 몸의 중추인 내장기관을 이완시키고, 몸 전체의 긴장이 해소되는 느낌을 직접 느껴보자.

먼저 일어서서 몸을 앞으로 숙여본다. 이때 얼마나 앞으로 숙일 수 있는지, 자신의 몸이 얼마나 유연한지를 기억해두자. 입턱과 혀이 어떤 상태인지도 확인한다. 익숙하지 않은 일을 할 때는 대체로 입이 긴장하기 때문이다. 그 다음, 불편하지 않을 만큼 몸을 앞으로 숙인 상태에서 혀를 내밀고 깊이 호흡해보자. 설골에서 혀가 시작된다는 사실을 떠올리며 편안하게 실시한다. 호흡할 때마다 배 안쪽이 이완되면서 자연히 몸을 더 깊이 숙일 수 있을 것이다. 또 동작을 계속하다 보면 척추도 늘어날 것이다.

배내장가 딱딱해지면 척추는 안쪽, 즉 배 쪽으로 끌려 들어가듯 둥글게 말리면서 경직된다. 배가 경

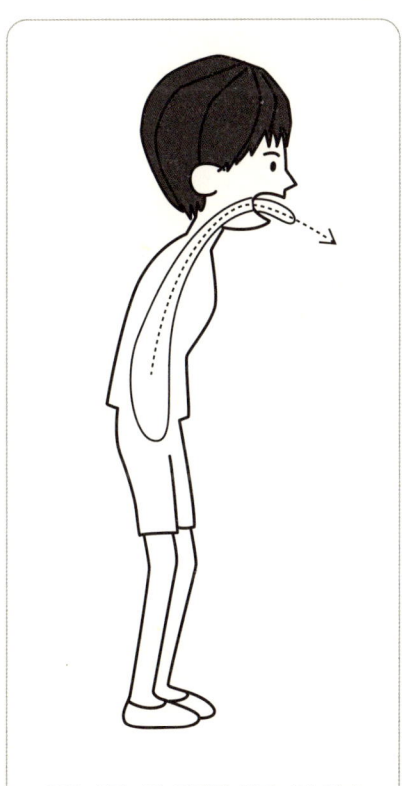

입은 내장기관 전체와 연결되어 있다.

직된 상태에서는 척추를 늘리고 자세를 바로 잡으려고 할 때, 과도하게 힘이 들어가 피로해지기 쉽다.

　반대로 배가 이완되면 척추도 자연스럽고 편안하게 늘어난다. 그러면 바른 자세를 유지하기도 쉬워지고 몸을 편안하게 움직일 수 있으며, 쉽게 피곤해지지 않는다. '혀를 이완시키는 운동법'은 가슴, 배 등 몸 앞쪽이 심하게 긴장되어 있고, 쉽게 피로를 느끼는 사람에게 특히 효과적이다.

A Healthy Body that doesn't get exhausted 5
코
이완시키기

코가 경직된 사람이 많다

　코를 이완시킨다? 누군가는 앞서 살펴본 눈, 귀, 입을 이완시킨다는 것 이상으로 감이 오지 않을 것이다. 또 누군가는 코가 긴장하는 경우가 있긴 한 것인지 의문을 품을 것이다. 그런데 사실, 코가 긴장으로 경직된 사람은 상당히 많다. 그렇다면 코는 왜 긴장할까?

　코는 '냄새'를 맡고 '호흡'하는 기능을 한다. 도시에 사는 사람들은 맡고 싶지 않은 냄새를 맡아야 하고, 마시고 싶지 않은 공기를 마셔야 한다. 이 때문에 코는 본래의 기능을 충분히 수행하지 못한다. 그래서 긴장하는 것이다. 이렇게 코의 기능이 제한받을 때, 코가 어떻게 긴장하는지 살펴보자.

우리는 좋고 싫음을 코로 판단한다

한 가지 실험을 해보자. 먼저 맡기 싫은 냄새를 맡았을 때를 생각해보자. 그리고 얼굴 중 어디에서 반응이 나타나는지를 느껴보자. 아마도 코를 찡그리면서 인상 쓸 것이다. 이때, 코는 코와 이마의 경계에 위치한 비근근鼻根筋, 눈살근을 긴장시켜 냄새가 들어오지 못하도록 차단하려고 한다.

이번에는 반대로 싱그러운 향기나 맑은 공기로 가득한 아름다운 자연 속에 있다고 생각해보자. 긴장되어 주름이 잡혔던 코 윗부분이 자연스러워지고, 코 안쪽이 시원하게 뚫리는 느낌이 들 것이다.

다음으로 만나기 싫은 사람과 만나야 하는 상황을 떠올려보자. 이 역시 맡기 싫은 냄새를 맡고 있는 모습을 상상했을 때처럼 비근근이 긴장할 것이다.

이처럼 우리는 좋고 싫음을 코로 판단한다. 이는 포유류가 먹을 수 있는 음식과 먹을 수 없는 음식을 냄새로 구별했던 것에서 그 기원을 찾을 수 있다. 먹을 수 있는 것은 좋은 것, 먹을 수 없는 것은 싫은 것이라고 판단하는 것이다.

승객들로 가득 찬 지하철 안에 몸을 싣고 있는 사람들은 모두가 코 위쪽을 긴장시키고 있다. 즉, 모두가 불쾌감을 느끼고 있는 것이다.

도시 사람들은 자신의 신체에 스트레스를 주는 환경에 둘러싸인 채 생활한다. 이 때문에 비근근을 긴장시키고, 대부분의 시간을 얼굴을 찌푸린 채 살아간다.

이제 비근근을 이완시키는 운동법을 살펴보자. 몸이 편안한 상태라면 서서든, 앉아서든, 누워서든 모두 할 수 있다. 눈은 떠도 되고 감아도 된다.

먼저 엄지와 중지로 코의 가장 윗부분을 닿을 듯 말 듯 가볍게 잡는다. 다음으로 반대편 손바닥을 이마에 가볍게 갖다 댄다. 이때 소지, 즉 새끼손가락 아래쪽은 미간에 닿도록 한다. 새끼손가락 아래쪽과 반대쪽 손의 손가락이 비근근 위아래에 닿은 상태가 되었을 것이다.

이제 비근근 주변에 얇은 시트가 덮여 있다고 상상해보자. 그리고 미간에 의식을 집중하고 가볍게 호흡한다. 호흡할 때마다 비근근을 덮은 얇은 시트가 늘어나는 이미지를 떠올릴 수 있을 것이다.

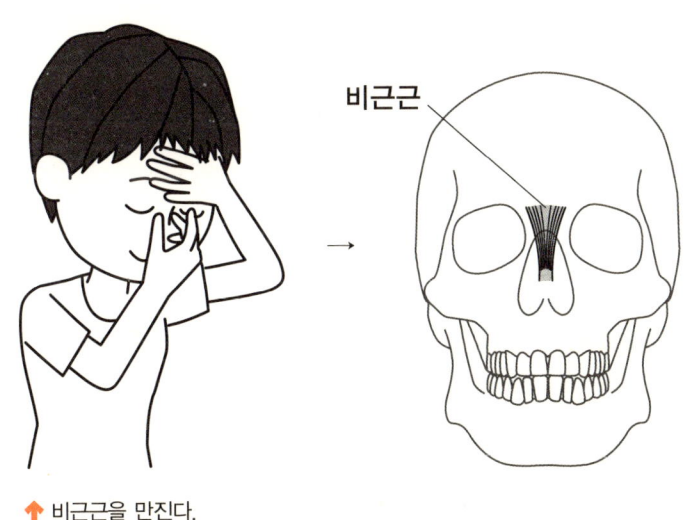

↑ 비근근을 만진다.

이때 시트를 억지로 늘리려고 하면 안 된다. 호흡과 함께 비근근을 덮은 시트가 자연스럽게 늘어나도록 가만히 기다린다.

시트가 자연스럽게 늘어났다면, 이제 손을 떼고 몸의 느낌을 확인해보자. 눈이 맑아지고, 시야가 환해지면서 확 트인 느낌이 들 것이다. 머리가 개운해진 느낌도 받을 수 있다.

이때 척추의 변화에도 주목해보자. 변화가 느껴지지 않는다면 몸을 앞으로 숙이면서 이 운동법을 시도해보라. 등이 쭉 늘어나는 느낌이 들 것이다. 왜 그럴까?

비근이 늘어나면 배근도 늘어난다

비근콧등과 배근등 근육의 관계를 이해하기 위해서는 코의 구조와 두개골에서 척추까지의 해부학적 구조를 알아야 한다.

코 안쪽에는 사골篩骨이라는 입방체 모양의 뼈가 있다. 이 뼈는 후각신경이 지나가는 통로이다. 실제로 냄새를 맡을 때는 사골이 반응한다. 이 뼈를 기점으로 두개골 안쪽에서부터 척추 안쪽까지 수직 방향의 세로막으로 연결되어 있고, 이는 꼬리뼈까지 이어진다.

이제 세로막의 연결을 느껴보도록 하자. 먼저 어떤 냄새이든 좋으니 코 깊숙한 곳으로 빨아들이듯 맡아보자. 척추 깊은 곳이 세로로 연결되어 있는 느낌이 들 것이다. 이 느낌은 척추 끝에 위치한 꼬리뼈까지 전달될 것이다. 머리 부분에는 두개골 안쪽 중앙까지

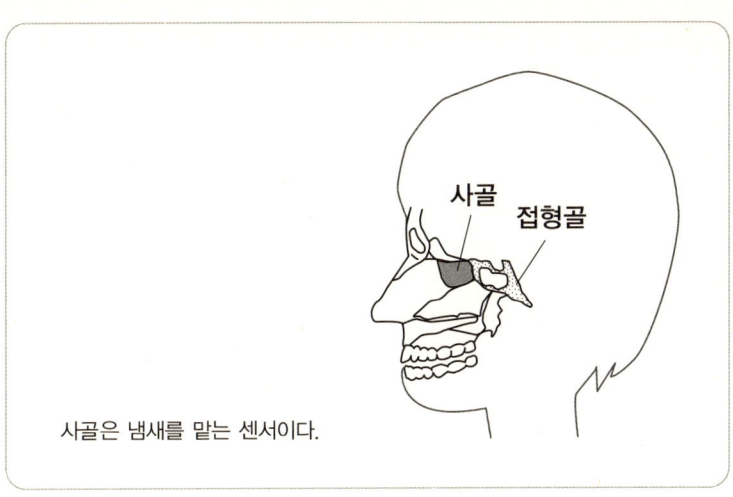

사골은 냄새를 맡는 센서이다.

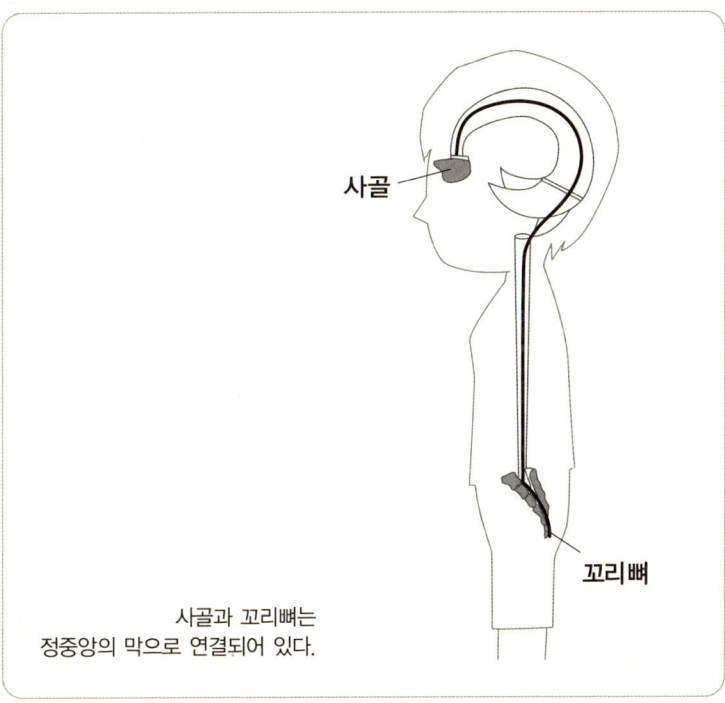

사골과 꼬리뼈는
정중앙의 막으로 연결되어 있다.

전달될 것이다. 이 동작을 여러 번 반복하면 머리 중앙을 통하는 세로의 연결을 느낄 수 있다.

냄새를 맡으면 코 안쪽에 위치한 사골이 반응한다. 거기서 두개골을 거쳐 척추 전체로 이어지는 세로막이 활성화되는 느낌을 받을 수 있다.

여기서 다시 처음 질문인 '비근이 느슨해지면 등 근육이 함께 늘어나는 이유'를 생각해보자. 도시 사람들은 무의식적으로 기분 나쁜 냄새를 맡지 않으려고 애쓰며 살아간다. 이 때문에 사람들은 늘 비근을 긴장시키고 있다. 이렇게 비근을 긴장시키면 사골이 긴장되고, 사골에서 척추로 이어지는 세로의 연결도 경직된다.

이 연결 부분은 척추 안에 존재하는 '신체의 중추'라고 할 수 있는 중요한 부위이다. 그런데 이곳은 한 번 경직되면 스트레칭이나 마사지 등으로 풀어주기가 어렵고, 척추 휘어짐의 원인이 되기도 한다. 결국 이 부분을 이완시키기 위해서는 애초 원인인 비근을 이완하는 수밖에 없다.

비근의 긴장을 풀어주기 위해서는 의식적으로 '비근을 뻥 뚫어준다'는 생각을 갖는 게 도움이 된다. 위축된 비근을 뻥 뚫어주고 늘려줌으로써 등 근육도 자연스럽게 이완시킬 수 있다.

얼굴을 찌푸리게 만드는 스트레스가 많은 환경일지라도 비근의 긴장을 풀어주면 몸은 쉽게 피로해지지 않는다.

코로 호흡하면 표정이 밝아진다

흔히 "코로 호흡하라"라고 말할 때, 사람들은 얼굴의 어느 부분을 코라고 인식할까? 많은 이가 '얼굴 가운데 툭 튀어나온 부분'이라는 식으로 적당히 뭉쳐서 인식한다.

호흡을 위한 기관이라는 점에서 보면, 얼굴 중앙의 툭 튀어나온 부분과 비공鼻孔, 콧구멍만을 코라고 부를 수는 없다. 콧구멍으로 들어온 공기는 동굴처럼 연결된 이마, 코 옆, 광대뼈, 상악골上顎骨, 위턱뼈을 지나 몸속으로 들어온다. 이 동굴 구조를 우리는 비강鼻腔이라고 부른다. 따라서 호흡할 때는 툭 튀어나온 코를 포함해서 비강 전체를 코라고 의식해야 한다.

그러나 실상은 호흡할 때 이들 공간 전체를 의식하지 않는데, 이는 겉에서 봐도 금방 알 수 있다. 왜냐하면 비강이라고 의식하지 않은 부분인 얼굴 표정근表情筋이 경직되기 때문이다.

이마, 콧등, 볼, 위턱 등 표정을 생기 있고 밝게 만들어주는 근육이 경직되면, 가면을 쓴 것처럼 무표정한 얼굴이 된다. 이처럼 밝게 보이고 싶어도 표정이 딱딱해지는 이유는 비강 깊은 곳까지 공기가 통하지 않아 '머리 중추'가 경직되어 있기 때문이다. 이런 상태에서는 표정근을 움직이려 해도 잘되지 않는다.

비강에 공기가 통하지 않는 것은 특히 일본인에게 특징적으로 나타나는 현상인데, 이는 그들이 발음하는 방식과도 관계가 깊다.

현대 일본인들은 주로 입 안을 울려서 발음하고 콧소리는 사용하지 않는 경향이 있다. 영어권에서는 상대방의 말에 동의할 때 콧

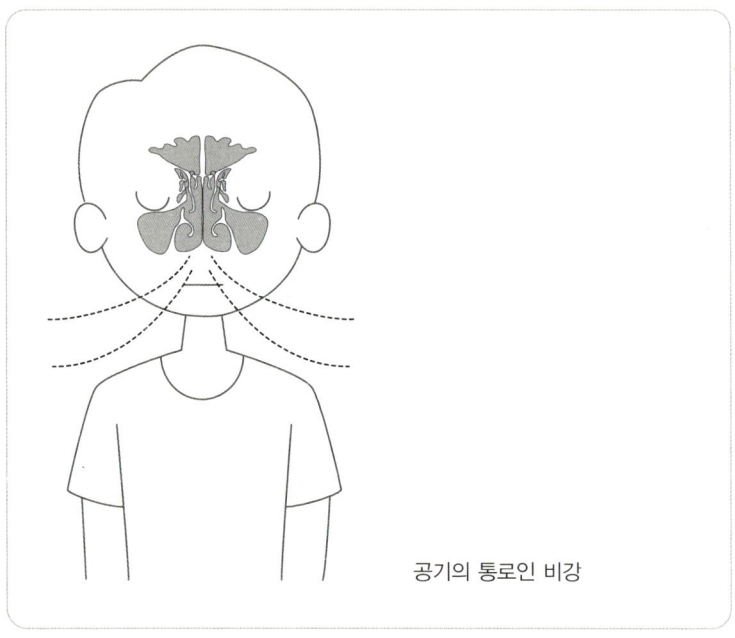

공기의 통로인 비강

소리를 낸다. 하지만 일본어에는 그렇게 발음하는 단어가 없다. 즉, 발음할 때 비강을 거의 사용하지 않기 때문에 비강으로 호흡한다는 감각도 희박한 것이다.

발음과 비강 사용법은 3장에서 자세히 설명할 것이다. 여기서는 비강 전체를 사용하는 호흡법을 연습해보자.

먼저 한쪽 비강만으로 호흡할 때, 얼굴 근육이 어떻게 반응하는지를 확인한다. 눈썹보다 조금 위에 중지를, 광대뼈보다 약간 안쪽에 엄지를 가볍게 올려놓는다. 그리고 손가락을 올려놓은 방향으로 콧구멍을 통해 공기가 들어오는 이미지를 그리며 숨을 들이마

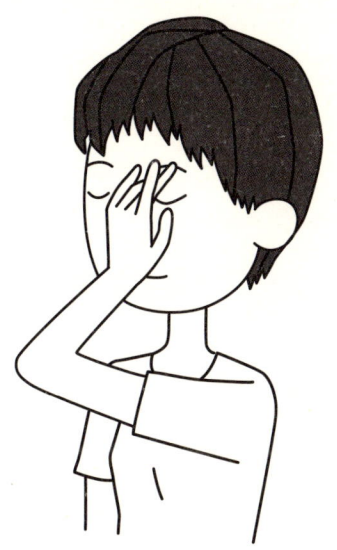

한쪽 비강을 의식하면서 호흡한다. ➡

신다. 내쉴 때는 반대로 공기가 나가는 이미지를 떠올린다. 호흡은 코로 들이마시고 코로 내쉰다. 이때 어깨나 목에 힘이 들어가지 않도록 주의하면서 편안하고 자연스럽게 2~3분 정도 호흡한다.

   동작이 끝나면 손을 떼고 몸 상태를 확인한다. 손가락을 올려놓고 호흡을 의식한 쪽의 코가 더 시원해지고, 눈 또한 맑아졌다는 느낌이 들 것이다. 눈이 크게 떠진다거나 광대뼈가 부드럽게 위쪽으로 당겨졌을 것이다. 또 얼굴뿐 아니라 목 아래쪽에서도 변화를 느낄 수 있다. 반대로 공기를 들이마시지 않은 쪽은 수축되고 경직되어 불쾌감이 느껴질 수 있다.

평소 코는 항상 수축되고 경직되어 있다. 그래서 일단 한 번 코를 이완시켜 기분 좋은 감각을 느끼고 나면 그동안 불편한 상태를 참아왔다는 사실을 깨닫는다. 지금 자신의 얼굴이 경직되어 있는지 아닌지를 언제든 스스로 체크할 수 있도록 이완된 느낌을 잘 기억해두기 바란다.

이번에는 양쪽 비강 전체를 이용해 숨쉴 수 있도록, 양손을 올려놓고 코로 호흡하는 연습을 해보자. 한동안 호흡을 계속하면 호흡이 깊어지고 배가 움직이는 것을 느낄 수 있을 것이다.

이렇게 비강 전체를 의식하면서 호흡하면 자연스레 복식호흡이 된다. 이렇게 되는 데는 비공이 머리 중추에 있는 접형골 안까지 연결된 것과 관계가 깊다.

비공 전체를 의식하면 코로 들이쉰 공기가 접형골에 있는 공간까지 확산되고, 접형골도 자연스레 제 기능을 하게 된다. 이와 연동되어 횡격막의 움직임도 자연스러워진다. 접형골이 머리 중추이며 막을 매개로 해서 횡격막으로 연결된다는 내용의 설명은 46쪽에 자세히 설명해두었다.

코로 호흡하면 귀를 잡아당겼을 때처럼 머리의 중추가 이완된다. 그러면 눈, 머리 등 목 위쪽의 불쾌한 긴장이 풀리고 뻣뻣하게 경직되었던 얼굴 근육도 이완된다.

코 호흡의 장점은 언제 어디서든 할 수 있다는 점이다. 익숙해지면 손을 올려놓지 않고도 할 수 있다. 코 호흡의 편안함을 충분히 체감하고 익숙해지면, 의식하지 않고도 자연스럽게 비강 전체를 사용해서 호흡할 수 있다. 그러면 머리와 신체의 중추가 늘 편안해서, 몸이 경직되지 않는다. 그 결과 신체를 유연하게 움직일 수 있고, 쉽게 피로해지지 않는 몸을 가질 수 있다.

쉽고 간단하지만 놀라운 효과를 누릴 수 있는 코 호흡을 함께 익혀보자.

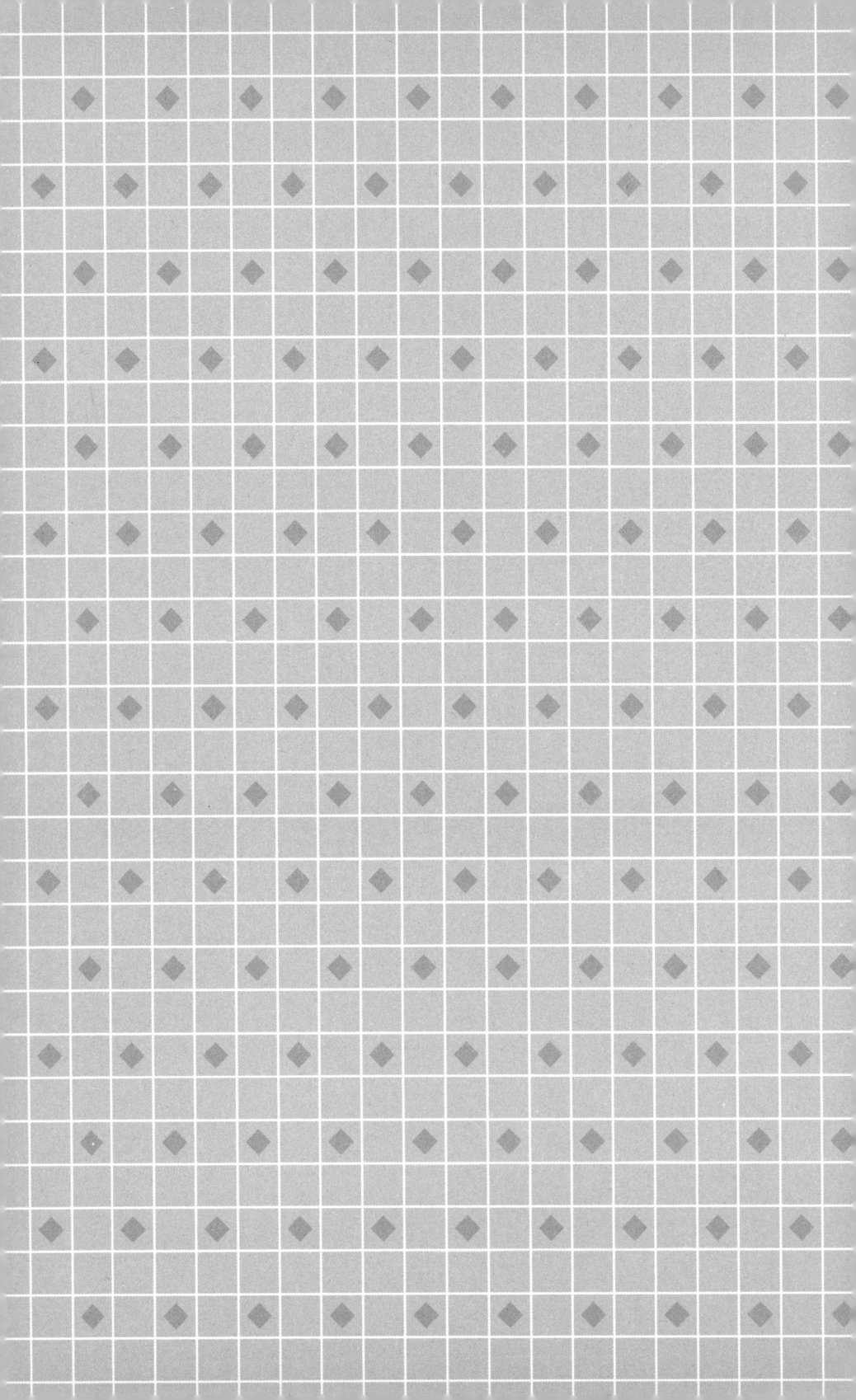

2장
신체의 중추에서부터 편안해지는 방법

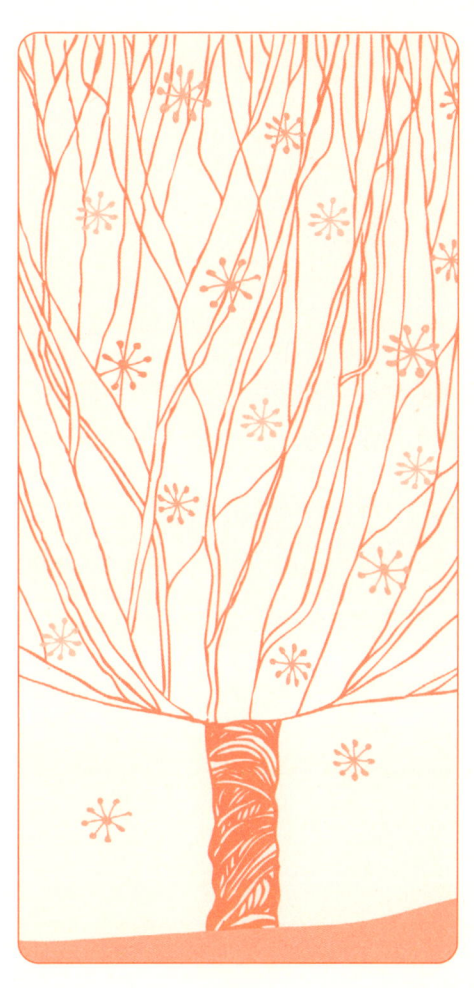

A Healthy Body that doesn't get exhausted 1

힌트는
우리 몸속에 있다

    1장에서 눈, 코, 입, 귀 등의 센서를 이완시켜 신체 내부의 긴장을 해소하고 피로를 푸는 방법을 소개했다. 피로가 쌓이더라도 스스로의 힘으로 간단히 풀 방법을 아는 것은 매우 중요하다. 그러나 피곤해질 때마다 휴식을 취하면서 피로를 풀기 위해 동작을 취해야 한다면, 이 또한 쉬운 일은 아니다. 결국 처음부터 피로를 느끼지 않는 몸을 만드는 게 가장 좋은 방법이다.

    이번 장의 목표는 '피로를 푸는' 것이 아니라, 그다음 단계인 '피곤해지지 않는 신체를 만드는' 것이다. '피곤해지지 않는 신체는 평소에 몸을 단련해서 활기차고 건강한 사람들의 전유물이지, 나와는 거리가 멀다'고 생각하는 사람도 있을 것이다. 그러나 아주 작은 노력만으로도 신체는 편안해질 수 있으니 꼭 시도해보길 바란다.

신체는 편안한 방식으로 자기 몸을 지탱하고, 피로를 최소화하려는 작용을 하면서 유지된다. 그러므로 피로해지지 않는 신체를 만들기 위해서는 그런 작용을 이끌어내기만 하면 된다. '그런 일이 가능한가? 어렵지는 않은가?'라고 생각할 수도 있다. 하지만 정말로 어렵지 않다. 자신의 몸이 어떤 상태인지 관찰하고 그것을 깨닫기만 하면 되기 때문이다. 좀 더 구체적으로 말하면, 신체근육, 관절, 내장기관 등 내부에 있는 센서를 조금 더 작동하도록 만들면 된다.

 1장에서는 '눈, 코, 입, 귀'가 외부 세계를 향한 센서라고 했다. 이번 장에서는 신체 내부를 향한 센서를 다뤄보겠다.

 신체 내부를 향한 센서를 작동시키면 신체의 균형에 어떤 영향을 미치는지 직접 느껴보자.

 먼저 편안한 자세로 서서 몸 전체의 상태를 관찰한다. 등은 곧게 펴져 있는지, 어깨에 힘이 들어가 있지는 않은지, 머리는 척추 위에 똑바로 올라가 있는지, 서 있을 때 어느 정도 에너지를 소모하고 있는지 등을 자신의 신체 감각을 통해 확인한다.

 다음으로 발바닥과 지면이 맞닿아 있을 때의 감각을 느껴본다. 그리고 발바닥 어느 부분이 지면에 닿아 있는지를 관찰한다. 발끝과 뒤꿈치 중 어느 쪽이 더 많이 지면에 닿아 있고, 어느 쪽에 더 무게가 실려 있는지 확인한다. 엄지발가락과 새끼발가락, 왼발과 오른발의 느낌은 각각 어떻게 다른지 느껴본다.

 이렇게 하면서 몸을 계속 관찰해보면, 잠시 후 발바닥의 무게중심이 흔들리는 게 느껴질 것이다. 이로 인해 몸 전체가 어떻게 반응하는지도 느껴보자. 어쩌면 무릎을 살짝 구부리거나 몸을 조금 비틀게 될지도 모른다.

신체의 반응이 가라앉으면 지금 자신이 어떤 자세로 서 있는지를 살펴본다. 처음과 비교하여 자세가 어떻게 바뀌었는지, 서 있을 때 어느 정도의 에너지를 사용하였는지를 확인한다.

단지 자신의 몸을 관찰했을 뿐 특별한 동작을 취하지는 않았는데도, 처음보다 자세가 편해졌다는 사실에 놀랄 것이다. 그저 몸을 관찰했을 뿐인데도 말이다. 여기에 포인트가 있다. 바로 '신체 안에서 일종의 연결을 찾아내는 것'이다.

방금 전 우리는 발바닥의 무게중심이 어디에 있는지, 그리고 몸 전체의 균형이 어떤지를 관찰했다. 이 동작을 통해 발바닥과 몸 전체에 '연결'이 이뤄진 것이다. 그렇다면 왜 신체 내부에 연결이 형성되면 몸을 편하게 지탱할 수 있고, 쉽게 피로해지지 않는 것일까? 이번 장에서는 그 원리를 직접 느껴볼 수 있는 운동법을 살펴보자.

▌ A Healthy Body that doesn't get exhausted 2

오래 앉아 있어도
피곤해지지 않는 방법

잘못된 자세는 에너지를 낭비한다

우리는 하루에 몇 시간 정도를 의자에 앉아 생활할까? 회사에서 일할 때, 대중교통을 타고 이동할 때, 식사할 때, 집에서 컴퓨터를 할 때 등 대부분의 시간을 의자에 앉아서 생활한다.

여기서 잠시, 평소 어떤 자세로 의자에 앉아 있는지, 장시간 앉아 있어도 괜찮은 자세인지를 생각해보자.

잠깐 동안이라면 의자에 앉아 있는 것이 편하지만, 계속 앉아만 있으면 피곤하다는 사람도 있을 것이다. 허리가 아픈 사람은 "서 있는 게 오히려 편해요. 앉아 있으면 힘들어요"라고 말할 수도 있다.

의자는 본래 앉는 자세를 편하게 해 신체의 부담을 줄여주는 도구이다. 부담을 줄여 남은 에너지를 손을 이용한 작업이나 두뇌 활동에 사용할 수 있게 하는 도구인 것이다. 그러므로 '편하게 앉는'

방법은 피로하지 않기 위해서만이 아니라 일, 공부, 커뮤니케이션 등의 일상생활을 효과적으로 하기 위해서도 매우 중요하다.

앉아 있는 일에 많은 에너지를 소모하는 사람들과 그렇지 않은 사람은 출발선부터가 다른 셈이다. 여기서는 편하게 앉기 위한 방법을 설명할 것이다. 함께 따라 하면서 실제로 느껴보기 바란다.

의자에 앉으면 자세가 흐트러지는 이유

오랜 시간 의자에 앉아 컴퓨터를 사용할 때, 보통 어떤 자세를 취하고 있는지 생각해보자.

먼저 골반 모양에 주목해보자. 오랜 시간 앉아 있으면 골반이 뒤로 빠지고, 등 전체가 둥글게 말려 '나쁜 자세'가 된다. 엉덩이 부분은 뒤쪽으로 향하고 무게중심도 뒤쪽으로 쏠리는데, 팔은 컴퓨터 모니터를 앞에 두고 키보드를 두드리는 자세가 된다. 굉장히 불편한 자세로 몸을 혹사시키는 셈이다. 이런 자세를 하고 있으면 당연히 몸은 쉽게 피로해진다. 가끔씩 등을 스트레칭하고, 자세를 바로 잡아주어도 다시 작업을 시작하면 몇 분 안에 나쁜 자세로 되돌아갈 것이다.

이처럼 등을 펴려고 노력해도 다시 구부러지는 데에는 그럴 만한 이유가 있다. 바로 다리를 잘못 사용하기 때문이다.

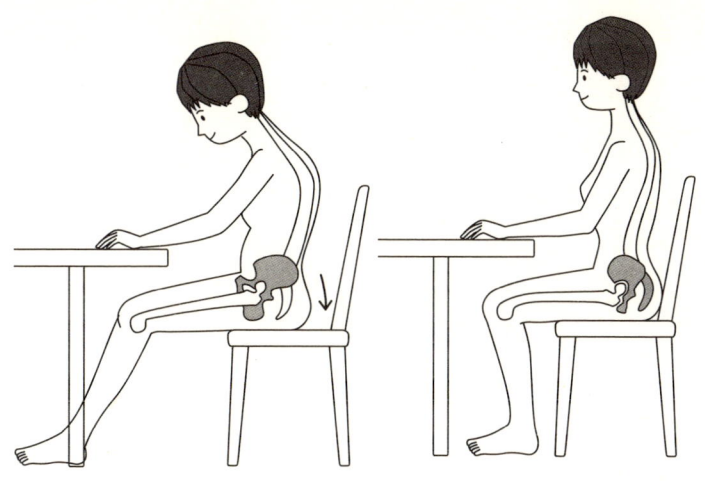

↑ 왼쪽 그림처럼 골반이 뒤로 빠지면 '나쁜 자세'가 된다.

엉덩이로만 앉아 있는 사람들에게

편하게 앉으려면 다리를 잘 사용해야 한다. 이는 평소 자주 의식하지는 못하지만 매우 중요하다. "앉을 때는 엉덩이로 앉는 거 아닌가?"라고 반문하고 싶은 사람도 있을 것이다. 사실, 여기에 중요한 힌트가 숨어 있다.

서 있는 것보다 앉는 게 편한 이유는 몸 전체를 지탱하는 신체 부위가 늘어나기 때문이다. 몸 전체를 지탱하는 부위가 늘어나면 편해진다는 것은, 한쪽 다리로 서 있는 1개 부위 자세보다는 양다리로 서는 2개 부위 자세가 더 편하다는 사실만 봐도 잘 알 수 있다. '앉을' 때는 양다리와 엉덩이, 즉 3개 부위로 몸을 지탱할 수 있기 때문에 몸 전체가 편안해지는 것이다.

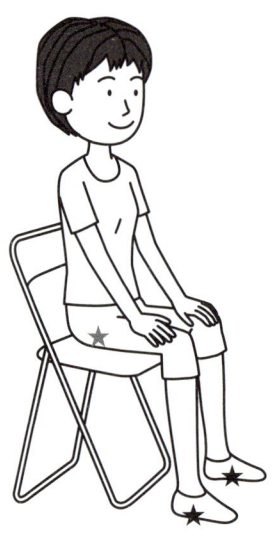

← 3개 부위로 몸 전체를 지탱하면서 편하게 앉는다.

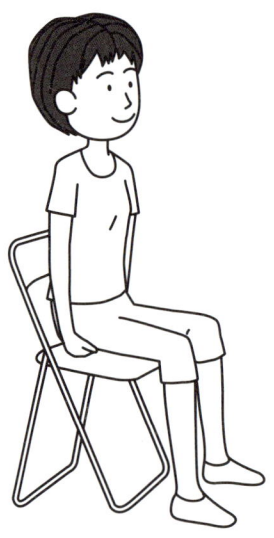

← 손 위에 엉덩이를 올리고 앉는다.

그런데 대부분의 사람이 의자에 앉는 순간 양다리를 함께 사용해야 한다는 사실을 잊고 만다. '엉덩이'만으로 몸 전체를 지탱하려고 하는 것이다. 3개 부위로 지탱할 몸을 1개 부위로 지탱하려고 한다면 효율은 크게 떨어질 것이다.

이뿐만이 아니다. 몸을 지탱하는 데 쓰여야 할 다리는 제 역할을 잃게 된다. 그래서 의자에 앉으면 다리를 꼬거나 떨고 싶어지는 것이다. 이렇게 본래의 역할을 잃은 다리는 무게감 때문에 점점 더 앞쪽으로 몸을 쏠리게 한다. 당연히 균형을 잡기 위해 골반은 점점 더 뒤로 빠진다. 이것이 의자에 앉을 때 나쁜 자세가 되는 이유이다.

편하게 앉는 방법 1

'엉덩이로 몸 전체를 지탱하면서 앉는 것'이라는 생각은 잘못된 것이다. 물론 '다리도 함께 사용하면서 앉아야 한다'는 사실을 머리로는 이해해도 감각적으로는 이해하지 못할 수도 있다. 여기서는 이 점에 대해 좀 더 쉽게 이해할 수 있도록 하는 동작을 소개할까 한다.

첫 번째는 '엉덩이에 쏠려 있는 무게중심을 발바닥으로 분산시키는' 방법이다. 무게중심을 엉덩이와 다리로 분산시키려면, 의자 위에서 골반을 부드럽게 움직일 수 있도록 해야 한다. 엉덩이坐骨, 좌골에 몸의 무게가 전부 실리면 골반을 자연스럽게 움직이기 어려우므로 자세를 조금 바꿔보자.

　대퇴부와 의자 사이에 양손을 끼워 넣어보자. 골반을 앞뒤로 움직이기가 쉬워졌을 것이다. 이 동작만으로도 등과 허리가 가벼워졌다고 느낄 수도 있다. 골반을 자연스레 앞뒤로 움직일 수 있게 되면, 그대로 천천히 몸을 앞으로 숙여본다. 앉아서 '인사'하는 것 같은 자세이다. 이때 어깨, 등, 허리 등의 힘을 빼면서 몸의 무게를 발바닥에 싣는다는 느낌으로 자세를 취한다. 무릎과 발바닥 중앙이 일직선이 되도록 하고, 정강이를 똑바로 세운다.

　몸을 숙인 상태에서 발바닥에 몸의 무게가 확실히 실렸다면 이번에는 발바닥으로 바닥을 밀면서 천천히 몸을 일으켜보자. 이때 등의 힘으로 몸을 일으켜 세우면 안 된다. 골반 위쪽은 힘을 빼고, 발바닥으로 바닥을 밀어낸다는 느낌으로 해야 한다. 그 반작용으로 몸을 일으킨다고 생각하면서 천천히 처음 자세로 돌아온다.

　양쪽 발바닥과 엉덩이, 즉 3개 부위로 몸머리~골반 전체를 지탱하고 있다는 게 느껴질 것이다. 특히 엉덩이로만 지탱하면서 앉아 있을 때보다 상체에 힘이 덜 들어갈 것이다. 그리고 다리를 포함한 하체에 무게감이 느껴질 것이다.

　이제 골반을 자연스레 움직일 수 있게 되었는지 확인한다. 그렇게 되었다면 이번에는 대퇴부 아래에 끼워넣었던 손을 빼고, 앞으로 쭉 늘어뜨린 채 몸을 숙여본다. 상체의 힘이 빠지고 척추가 시원하게 이완되는 느낌이 들 것이다. 이제 다시 한 번 발바닥으로 바닥을 밀어내면서 몸을 일으켜 세운다. 이때 이완되고 늘어난 척추

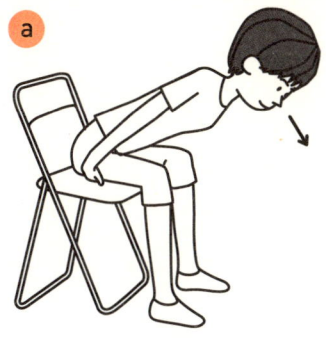

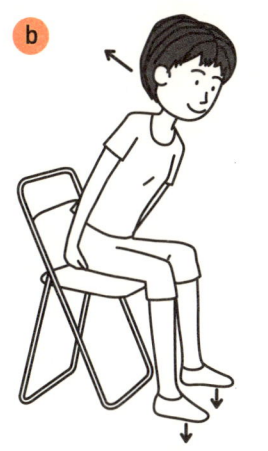

← ⓐ–ⓑ 앞으로 몸을 숙이고,
발바닥에 힘을 주면서 몸을 일으킨다.

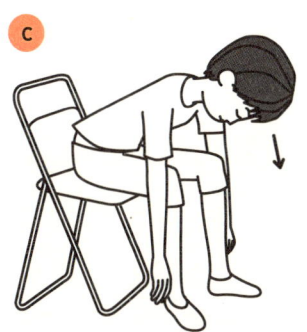

← ⓒ 팔을 쭉 늘어뜨린 채 몸을 앞으로
숙인다.

를 발바닥으로 지탱한다는 생각으로 해야 한다.

편안하게 앉는 방법 2

양쪽 발바닥과 엉덩이로 몸 전체를 지탱하면서 앉는 또 다른 방법이다. 몸을 앞으로 숙이는 동작으로는 3개 부위로 앉는 느낌을 이해할 수 없다면 이 방법을 먼저 시도해보는 것도 좋다.

이번에는 일단 의자 앞에 선다. 서 있는 자세에서는 양쪽 발바닥에 신체의 무게가 실렸다는 느낌을 확실히 느낄 수 있을 것이다. 이제 양쪽 발바닥에 실린 무게감을 조금씩 엉덩이로 옮긴다고 생각하면서 서서히 엉덩이를 의자에 내려놓자. 의자에 엉덩이가 닿더라도 털썩 주저앉지 말고, 엉덩이만으로 몸을 지탱한다는 느낌으로 서서히 앉는다.

최종적으로는 3개 부위로 몸 전체를 지탱할 수 있도록 한다. 등산 도중 배낭을 메고 약간 높은 나무의 그루터기에 걸터앉을 때와 비슷한 동작이다. 일단 주저앉으면 그대로 쉬고 싶고 일어나기 싫어지는 것은 본능이다. 애초부터 발바닥에 무게가 실려 있는 상태에서는 '몸을 앞으로 숙이는 동작'보다 3개 부위로 지탱하는 감각이 이해하기 쉬울 것이다.

그래도 그 느낌을 모르겠다면 짐볼Gym Ball 위에 앉아보자. 3개 부위에 무게를 싣지 않으면 몸 전체를 지탱할 수 없기 때문에 좋든 싫든 3개 부위로 앉는다는 감각을 느낄 수 있다.

'몸을 앞으로 숙이는 동작'이나 '걸터앉는 동작'은 일상생활에서 할 수 있는 간단한 동작들이다. 몸을 뒤로 젖히고 털썩 주저앉기보다 정성스럽게 몸을 깊이 숙이거나 가볍게 걸터앉는 자세가 덜 피곤하다.

이 두 가지 동작이 몸에 배면, 그때부터는 의식하지 않고도 편안히 의자에 앉을 수 있다. '양쪽 발바닥과 엉덩이로 몸 전체를 지탱하면 편하게 앉을 수 있다'는 사실만 기억하자. 이를 떠올리기만 해도 신체는 저절로 편한 자세를 잡게 될 것이다.

몸은 편안하게, 마음은 평온하게

엉덩이에 중심을 두고 앉으면, '다리가 몸체를 지탱해야 하는' 본래의 기능을 잃게 된다. '다리와 몸체가 연결'되지 않은 상태로 앉게 되는 것이다. 이때 몸을 앞으로 숙이는 동작을 함으로써 그 연결을 회복할 수 있다. 그러면 편안하게 신체를 지탱한다는 신체 본연의 자기 조절 기능이 작동된다. 자기 조절 기능이 작동하면 좋은 자세를 유지하려고 일부러 노력하지 않아도 된다. 그래서 오래 앉아 있어도 쉽게 피로해지지 않는다.

다리와 몸체가 연결된 상태로 앉아 있다는 것은 다리를 매개로 하여 신체가 지면과 연결되어 있다는 사실을 의미한다. 이른바 '발이 지면에 닿아 있는' 상태가 되는 것이다.

사람이 중력을 받는 상태에서 신체를 지탱하기 위해서는 몸의 무게를 지면에 전달하고, 그 반발력을 온몸으로 감수해야 한다. 그래서 몸을 지탱하기 위해 지면에 발이 닿아 있는 상태는 매우 중요하다. 일반적으로 발이 땅에 닿아 있으면 마음이 놓이고, 그렇지 않으면 불안해지게 마련이다.

  3개 부위로 신체 전체를 지탱하며 앉는 자세는 신체를 편하게 유지하는 것뿐만 아니라 마음을 안정시키는 데도 매우 중요한 역할을 한다. 또 마음이 편해지면 신체도 긴장할 필요가 없기 때문에 쉽게 피로해지지 않는다. 3개 부위로 신체 전체를 지탱하고 앉는 감각을 익힌다면, 일상생활이 훨씬 더 편해질 것이다.

A Healthy Body that doesn't get exhausted 3
오래 서 있어도
피곤해지지 않는 방법

얼마나 오래 서 있을 수 있는가?

지하철을 타고 가면서 계속 서 있는 모습을 상상해보자. 아무 문제없이 서 있다가 아마 30분 정도 지나면 상당히 힘들게 느껴질 것이다.

내가 살면서 처음으로 서 있는 게 힘들다고 느낀 때는 20대 초반이었다. 그 당시 나는 주말마다 큰 서점에서 여러 분야의 책을 사 모으는 일을 즐겼다. 그런데 30분 정도가 지나면 도저히 서 있기가 힘들 정도로 피곤해지곤 했다. 당시에는 대형 서점임에도 의자가 구비되어 있지 않았다.

그때 나는 '잠깐 동안 걷고 나면 몸이 가벼워진다'는 사실을 깨달았다. 잠시 가볍게 걷고 나면 다시 서 있기가 한결 수월해졌기 때문이다. 그러나 당시에는 걷고 나니 피곤이 좀 풀린 것이라고만 생각했다. 물론 이런 생각은 타당하다.

그러나 조금 걷고 나면 피곤이 풀리는 것에는 좀 더 분명한 이유가 있다. 그 이유를 명확히 깨달은 시점은 내가 신체 전문가로서 보디워크 시술을 하면서부터였다.

오래 서 있으면 피곤해지는 이유

왜 오래 서 있으면 피곤해질까? 이는 신체가 원래부터 갖고 있던 '연결'을 잃어버리기 때문이다. 앞서 '엉덩이에만 힘을 주고 앉으면 피곤해진다'고 지적했던 것과 같은 이치이다. '서 있으니까 발이 지면에 닿아 있지 않나?'라고 생각하는 사람도 있을 것이다. 이제 발이 지면에 닿아 있어도 피곤해지는 이유를 설명해보겠다.

먼저 어떤 자세로 서 있을 때 가장 편안한지를 떠올려보기 바란다. 보디워크에서는 성인의 경우 약 5킬로그램에 달하는 머리를 척추와 신체가 어떻게 지탱하고 있는지를 고려하면서 그 사람의 자세를 확인한다.

1장에서 머리와 척추가 일직선이 되도록 균형을 잡는 것이 편한 자세를 위한 전제조건이라고 설명했다. 즉, 척추 바로 위에 머리가 있고 머리를 몸이 밑에서 똑바로 지탱하고 있는 상태가 머리의 무게감을 최소화하는 편한 자세라는 뜻이다.

흐트러진 자세로 몸을 웅크리고 있을 때보다 자연스럽게 척추를 쭉 펴려고 의식했을 때 편한 자세를 오래 유지할 수 있다. 이는 경험을 통해서도 알 수 있을 것이다.

척추를 의식하면 무거운 머리를 좀 더 효율적으로 지탱할 수 있도록, 신체의 중력선을 의식하게 된다. 이를 의식하면 신체는 최적의 균형을 유지하게 된다. 이 중력선을 신체의 '중심축'이라고도 표현한다.

문제는 '척추는 하나인데 다리는 두 개'라는 점이다. 예를 들어, 척추 바로 아래에 다리가 하나만 붙어 있다고 가정해보자.

만약 다리가 하나뿐이면, 머리끝부터 발바닥까지 똑바로 연결하는 선과 중력선이 일치할 것이다. 이 때문에 중력선을 의식하기가 쉽다.

한편 두 다리로 설 경우, 중력선은 양다리를 벗어나 신체의 바깥 부분으로 쏠리기 쉽다. 이렇게 중력선이 신체의 연결에서 벗어나도 두 다리로 몸을 지탱할 수 있으니 중력선을 크게 의식하지 않는다. 또 두 다리로 서 있으면 하나일 때보다 몸을 지탱하는 바닥의 면적이 넓어진다. 최적의 균형을 유지하지 않더라도 신체를 지탱할 수 있게 되는 것이다. 그래서 신체 전체를 중력선 방향으로, 똑바로 연결하려는 의식을 하지 않게 되는 것이다.

다시 말해, 두 다리로 몸을 지탱하기 때문에 척추와 다리의 '연결'이 제 기능을 하지 못하는 것이다. 그 결과, 다리가 척추를 지탱하고 있다는 의식을 하지 못하고, 머리를 포함한 상체의 무게를 허리 힘만으로 지탱하게 된다. 그러면 당연히 허리가 뻐근해질 수밖에 없다.

그렇다면 척추와 다리의 연결을 회복하기 위해서는 어떻게 해야 할까?

다시 '다리가 하나일 때'를 생각해보자. 만약 다리가 하나라면, 머리부터 발바닥까지 연결되는 하나의 선^{중심축}을 의식할 것이다. 자연스럽게 척추와 다리의 연결이 이뤄지는 것이다. 이런 상황을 만들려면 '다리 한쪽으로 서는 자세'를 취해보면 된다.

여기서 다시 '계속 서 있으면 피곤해진다. 이때 가볍게 걷고 나면 한결 편해진다'는 말을 떠올려보자.

사실, '걷는' 동작은 좌우 교대로 한 발로 서는 것의 연속 동작이라고 할 수 있다. 이제 감이 잡힐 것이다. 즉, 걷는 동작을 통해 척추와 다리의 연결을 자연스럽게 회복할 수 있다는 뜻이다. 이는 '허리가 아플 때도 가만히 있기보다 무리가 되지 않는 선에서 가볍게 산책하는 것이 좋다'는 이야기와 맥을 같이한다.

아무 생각도 없이 그저 '걷기만 하는 것'보다는 신체의 연결을 의식하면서 걷는 것이 피로 회복에 훨씬 더 효과적이다. 이제 '걷는 것'보다 더 쉬운 '한 다리로 서기 운동법'을 살펴보자.

한 다리로 서기 운동법

'한 다리로 서기'는 편안하게 똑바로 서서 한 다리로 서 있기만 하면 되는 운동법이다. 단, 몇 가지 포인트가 있다. 한 다리로 섰을 때, 지면에 닿은 발은 한층 더 아래로, 머리는 한층 더 위로 늘린다

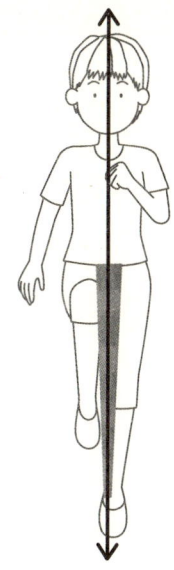

← '한 다리로 서기' 동작으로 몸의 중심축을 연결한다.

는 것을 의식해야 한다. 즉, 발바닥과 머리를 연결하는 하나의 선을 의식하는 것이다.

특히 하복부부터 지탱하는 다리의 대퇴부에 걸쳐, 중심축이 형성되어 있는지를 확인한다. 지탱하는 다리의 축이 견고하면, 위로 들어 올린 다리는 더욱 경쾌해지고, 다리의 무게감을 거의 느끼지 못할 것이다. 이때 다리를 지면으로 밀쳐내는 힘의 반작용 때문에 자연스레 몸이 위로 튕기도록 하는 것이 중요하다. 몸에 힘을 주어 억지로 몸을 위로 올리려고 해서는 안 된다.

또 하나의 포인트는 양다리 사이의 '대퇴부 안쪽'을 의식하는 것이다.

이 부분에는 '골반저'라는 그물망 형태의 미세한 근육이 있다. 이 근육은 내장기관을 지탱하고, 몸체와 다리를 연결하는 역할도 한다.

구체적으로 장소를 말하면, 양쪽 좌골과 치골^{恥骨}, 꼬리뼈를 연결한 마름모꼴 구조 안에 존재한다. 좀 더 알기 쉽게 설명하자면, 씨름선수가 샅바를 둘러매는 부위가 바로 골반저이다.

수건을 가랑이 사이에 끼우고 위로 잡아당긴다. 그러면 골반저 근육이 반응을 하는데, 이를 통해 골반저가 어떤 부분인지 확실히 알 수 있다.

골반저 근육이 척추와 다리의 이음매라는 것을 의식하면서 한 다리로 서기 동작을 시도해보자. 그러면 척추를 다리가 직선으로 지탱하고 있다는 느낌을 받을 것이다. 또한 척추와 다리의 세로 연결 역시 한층 더 이해하기 쉬워질 것이다.

한 다리로 서기 동작은 척추와 다리의 '연결'을 확인하는 것이 목적이다. 따라서 이 감각을 느낄 수 있었다면 동작을 오래 지속할 필요는 없다. 10~20초 정도면 충분하다.

좌우 번갈아가며 한 다리로 서기를 했다면, 이제 양다리로 서보자. 양다리로 섰을 때도 중심축에 대한 확실한 감각을 갖고 있기 때문에 처음보다 힘들지 않고 설 수 있다. 또한 감각적으로 키가 조금 커진 것 같다는 느낌도 받을 수 있다.

더 익숙해지면 걸으면서도 '척추와 다리가 똑바로 연결된 느낌'을 의식할 수 있다. 그렇게 되면 걸을수록 신체의 중심축이 확실히

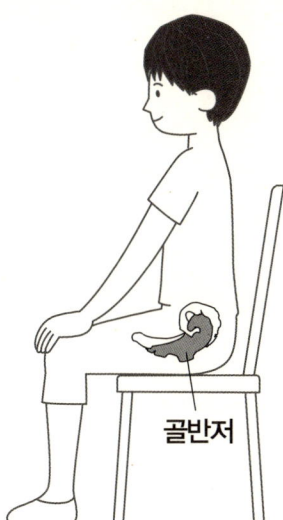

대퇴부에 위치한 골반저 ➡

골반저

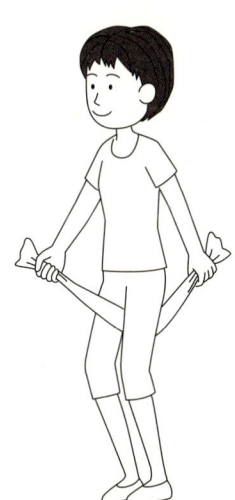

수건을 가랑이 사이에 끼워 ➡
골반저를 느껴본다.

잡히기 때문에 편안히 서 있을 수도 있고, 앉아 있을 수도 있을 것이다.

서 있는 자세를 유지하기 위해 에너지를 소모하지 않아도 되면 어떻게 될까? 하고 싶은 일에 더 많은 에너지를 쏟아부을 수 있다. 그 결과 무슨 일을 하든 의욕적으로 할 수 있게 된다.

한 다리로 서기 동작을 통해 편한 자세로 서는 감각을 익히면 몸은 더 이상 쉽게 피곤해지지 않을 것이다. 피곤해지더라도 가볍게 걷고 나면 금방 피로가 풀리는 몸을 갖게 될 것이다.

A Healthy Body that doesn't get exhausted 4
신체의 통증과 불편함을 없애는 방법

내 몸에 무슨 일이 일어나고 있는가?

느긋하고 편한 자세로 의자에 앉아 자신의 신체에 질문을 던져보라.

'내 몸은 지금 어떤 상태인가?'

머리, 목, 어깨, 등, 가슴, 배……. 신체 각 부위의 상태를 차례로 관찰해보라.

'머리가 긴장되어 있다.'

'어깨가 결린다.'

'등이 뻐근하다.'

'허리가 무겁고 뻐근하다.'

여러 증상이 느껴질 것이다. 그리고 대부분의 증상이 '아프다', '뻐근하다'처럼 신체의 입장에서 볼 때 불편하고 부정적인 정보일 것이다. '가슴이 자연스럽게 이완되어 있어 굉장히 기분이 좋다'와 같은 긍정적인 생각이 드는 사람은 많지 않을 것이다.

그렇다면 왜 몸은 긍정적인 정보를 잘 느끼지 못할까? 반면에 부정적인 정보는 왜 잘 포착해내는 것일까? 이유는 간단하다. 편안하고 기분 좋은 감각은 느끼지 못하더라도 별로 문제가 되지 않는다. 하지만 '통증'이나 '뻐근함'을 느끼지 못하고 방치할 경우 몸에 나쁜 영향을 끼친다. 이 때문에 부정적인 정보에 대해서는 민감하게 반응하도록 되어 있다. 이는 자신의 몸을 보호하기 위한 신체의 방어 반응이라고 할 수 있다.

우리는 몸의 다양한 통증과 적당한 거리를 유지하면서 자기 신체와 관계를 맺는다. 몸의 통증이나 뻐근함을 자주 느끼지 않는다면 큰 문제가 없을 것이다. 하지만 정도가 심해지면 곤란한 상황이 벌어질 수밖에 없다. 이나 허리가 아파서 아무것도 하지 못했거나 혹은 목이 뻐근해서 일에 집중할 수 없었던 경험이 누구에게나 있을 것이다.

어제까지 아팠던 허리가 조금 나아졌나 싶더니 오늘은 목이 아프기도 하고, 이렇게 매일 크고 작은 통증에 시달리며 '피로가 말끔히 사라진 건강한 신체'를 갖지 못하는 사람도 있다. 그렇게 된다면 몸 상태뿐만 아니라 기분도 개운하지 않을 것이다.

통증이나 불편함을 온몸으로 느끼는 이유

그렇다면 통증이나 뻐근함은 조금만 심해져도 왜 몸과 마음에 큰 영향을 미치는 것일까? 이는 신체의 '반응 패턴'과 관계가 있다. 좀 더 쉬운 이해를 위해 '아프다', '이완되어 있다'와 같은 감각을 '냄비에 넣는 재료'로, 감각을 느끼는 신체 전체를 '냄비'에 비유해보자.

평소 약간의 통증을 느끼지만 크게 신경 쓰이지 않는 상태가 있다. 이는 냄비 안에 적당량의 재료가 담긴 상태로 비유할 수 있다. 이 상태에서는 새로운 통증의 식재료가 들어와도 큰 냄비 안에서 바로 조리되기 때문에 통증이 오래 지속되지 않는다.

이때 통증의 식재료가 더 커졌다고 가정해보자. 앞서 설명했듯이 몸은 통증 등 부정적인 정보에 대해서는 경계 태세를 취하며 민감하게 반응한다. 그래서 통증의 정도가 심해지면 그 감각에 초점이 맞춰지고 신경을 쓰게 된다. 우리 몸은 통증 등의 불쾌한 감각을 느끼면, 그 감각이 몸 전체에 확산되지 않도록 통증을 유발하는 부위를 분리하려고 한다.

예컨대 두통을 생각해보자. 두통이 오면 우리 몸은 머리와 신체 다른 부위를 분리하려고 한다. 냄비로 비유하면 머리 부분에 '칸막이'를 쳐서 분리하는 셈이라고 할 수 있다. 냄비 안에 칸막이를 쳐서 두통이라는 재료를 좁은 공간에 밀어 넣어버리는 것이다. 곧 이 통증의 식재료들은 좁은 냄비 안에 쌓이고 쌓이다가 결국 흘러넘친다. 이렇게 되면 통증의 식재료는 아무리 가열해도 조리할 수

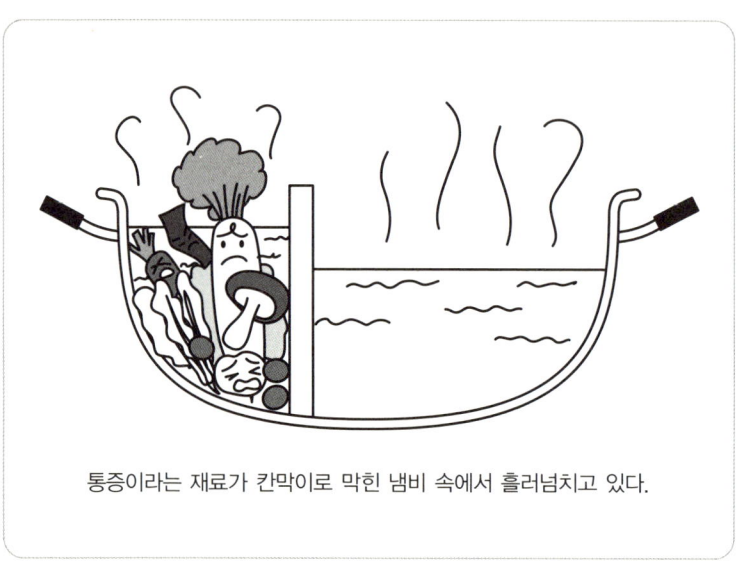
통증이라는 재료가 칸막이로 막힌 냄비 속에서 흘러넘치고 있다.

없게 되고, 점점 더 커지게 된다. 그러면 우리 몸은 칸막이로 분리된 좁은 냄비에서 두통에만 감각을 집중하게 되어 조리 가능한 다른 넓은 공간이 있다는 사실을 잊어버린다. 즉, '두통'이라는 식재료만 가득 차 있고 '머리'라는 좁은 공간이 냄비의 전부라고 착각하는 것이다. 그 결과 '몸 전체가 아프다'고 느끼게 되고 기분 또한 나빠진다.

이런 경우, 어떻게 해야 할까? 냄비 속에 넣은 칸막이를 제거하여 이곳 말고도 식재료를 조리할 공간이 있다는 사실을 몸이 기억해내도록 하면 된다. 몸에서 분리해버린 '머리'를 다시 한 번 몸 전체와 연결해주는 것이다.

앞서 '편하게 앉는 방법'과 '편하게 서 있는 방법'에서 언급한

'신체의 연결 되찾기'가 여기에서도 중요한 역할을 하게 된다.

통증과 불편함을 없애는 동작 1

먼저 가장 쉬운 방법부터 소개하겠다. 지금 통증이 없는 곳이라면 어디든 좋으니 한곳을 정해 손으로 만져보기 바란다. 예를 들어, 두통이 있는 사람이라면 왼쪽이나 오른쪽 대퇴부에 손을 올려놓으면 된다. 손을 올려놓기가 편하면서 되도록 통증이 느껴지지 않는 부위가 좋다. 모처럼 새로운 조리 공간을 만들어도, 그곳에 통증이라는 식재료가 들어오면 의미가 없기 때문이다.

통증이 없는 부위에 손을 올려놓았다면, 그 부위를 느껴본다. 무게감은 어떤지, 얼마나 따뜻한지, 얼마나 부드러운지 등을 살펴본다. '따뜻하다', '부드럽다'처럼 기분 좋은 느낌이 들면, 그것을 천천히 느껴본다.

잠시 후 그 부위^{대퇴부}의 감각이 되살아나고, 몸은 머리 외에도 다른 부분이 있다는 사실을 기억해낼 것이다. 통증이라는 '식재료'를 '조리'할 수 있는 냄비의 공간이 넓어지는 것이다.

이제 그대로 기다리기만 하면 냄비, 즉 몸이 알아서 조리할 것이다. 어떻게 조리할지는 냄비에게 맡겨두면 된다. 이때 '머리의 통증'을 의식하지 않으려고 노력할 필요는 없다. 몸의 입장에서는 어떤 필요가 있어서 통증이라는 감각을 불러일으킨 것이기 때문이다. 따라서 통증을 애써 무시하려고 할 필요는 없다.

이 과정을 통해 신체의 다른 부분이 지금 문제되고 있는 통증 부위를 분리해버린다. 따라서 몸 전체가 잘 연결되어 있다면, 몸은 늘 기분 좋은 상태가 되도록 조절이 가능하다.

이때 몸을 '만지는' 사람은 본인이 아니어도 된다. 자신이 직접 만지는 것보다는 남이 만져줄 때 그곳에 의식을 집중하기가 더 쉽다. 가깝고 친밀한 사람이 만져주는 것이 더 효과적이다.

이는 지인이나 가족이 통증을 호소할 때에도 쓸 수 있는 방법이다. 누군가 배가 아프다고 하는 사람이 있다면 배를 만져주거나 쓰다듬지 말고, 그저 손을 꼭 잡아주어라. 그것이 몸의 입장에서는 훨씬 더 도움이 된다. 손을 꼭 잡고, 그 사람의 냄비몸가 통증을 조리할 때까지 기다려주면 된다.

통증과 불편함을 없애는 동작 2

'통증 없는 부위에 손을 올려놓고 그 부위를 느껴보는' 방법이 당장 효과를 가져다주지 않을 수도 있다.

"만져보기만 해서는 잘 모르겠어요."

"통증이 너무 심해서 다른 부위의 감각까지는 못 느끼겠어요."

이렇게 말하는 사람도 있을 것이다. 그럴 땐 통증이 없는 부위를 '움직여보는' 방법을 시도해보자. 팔을 움직이지 않는 상태에서는 '팔의 감각을 느껴보라'고 해도 그것을 느끼기가 어렵다. 하지만 실제로 팔을 움직여보면 '그래, 이게 팔이지'라고 느낄 수 있다.

그렇다면 어떻게 움직여야 팔의 감각을 느끼기가 쉬워질까? 동작을 크고 빠르게 해서 움직이면 더 잘 느낄 수 있으리라 생각하기 쉽지만, 사실 그렇지도 않다. 이를 이해하기 위해서는 뇌와 근육을 연결하는 신경 경로에 대한 지식이 필요하다.

뇌와 근육 사이에는 크게 두 가지의 신경 경로가 존재한다. 먼저 뇌에서 근육으로 운동 명령을 내리는 '운동신경'이 있다. 다른 하나는 근육에서 뇌로 근육의 상태에 관한 정보를 전달하는 '감각신경'이다.

무언가를 '느끼기' 위해서는 감각신경의 작용이 중요하다. 신체는 근육을 움직일 때 '근육의 상태'를 느끼면서 움직일 수 있도록 운동신경과 감각신경을 동시에 작동시킨다. 그런 까닭에 감각신경을 활성화하여 쉽게 느끼려면, 그 부위를 움직이게 해서 운동신경이 작동하도록 해야 한다.

다음으로 신경 경로를 토대로 '어떻게 움직이는 것이 효과적인지'를 생각해보자. 예컨대 팔을 크게 휘두르는 동작을 할 때를 살펴보자. 이때 팔과 몸 전체에 분포하는 수많은 근육을 어떻게 움직였는지, 어떤 관절이 구부러졌는지를 생각하면서 팔을 휘두르는 사람은 없다. 그런 감각을 일일이 느끼면서 몸을 움직일 수 없기 때문이다.

이 경우 뇌에서 대략적인 동작 프로그램을 결정하면 그다음은 운동신경이 중심이 되어 동작을 만들어낸다. 이처럼 뇌가 다양한 동작 프로그램을 만들어내는 덕분에 우리는 마음먹은 대로 몸을 움직일 수 있는 것이다.

그러나 이 방식에는 문제점도 있다. 즉, 프로그램대로 몸을 움직이는 운동신경이 중심이 되고, 감각신경이 거의 작동하지 않는 것이다. 이 때문에 신체의 움직임이 부적절하더라도 그것을 수정하기가 어렵다.

신체의 움직임을 바꾸기 위해서는 먼저 자신의 몸이 어떤 상태인지를 알아야 한다. 즉, '감각신경'을 작동시켜 자신의 몸 상태를 '느껴야' 한다.

검술에는 검을 빼는 동작을 한 시간에 걸쳐 실시하는 훈련이 있다. 겉으로 볼 때는 몸의 움직임을 거의 느끼지 못할 만큼 작게 천천히 동작한다.

왜 이런 훈련을 하는 것일까? 정해진 동작 프로그램에 맞춰 '운동신경'을 단숨에 작동시키지 않고, 움직임에 따라 변화하는 근육 정보를 시시각각 포착하기 위해 천천히 움직이는 것이다. 몸을 천천히 조금씩 움직이면 '운동신경'과 '감각신경'이 보조를 맞춰가며 동시에 작동하므로 군더더기 없는 깔끔한 동작을 취할 수 있다. 태극권에서 느린 동작으로 몸을 단련하는 것도 마찬가지 이유에서다.

설명이 조금 길어졌지만, 신체의 감각을 느끼기 위해서는 '천천히 조금씩 움직이는 것'이 효과적이라는 사실을 깨달았을 것이다. 이제 실제로 동작을 살펴보자.

방법은 매우 간단하다. '손가락 첫째 마디를 천천히 조금씩 움직이기'만 하면 된다. 좌우 어느 쪽 손가락이든 좋으니 움직이기 좋은 손가락으로 하면 된다. 어떤 손가락으로 해야 좋을지 잘 모르겠다면 일단 중지로 한번 해보기 바란다. 정해진 횟수나 시간은 없지만 처음에는 3분 정도를 기준으로 하면 된다. 익숙해지면 30초 정도만 해도 충분히 효과를 느낄 수 있을 것이다. 이 운동법의 포인트는 다음과 같다.

- 중지 첫마디의 주름을 기준으로 그곳을 구부리듯 천천히 조금씩 움직인다 약 2~3밀리미터. 처음에는 반대편 손으로 손가락을 잡고 천천히 움직여도 된다.
- 익숙해질 때까지는 손가락의 움직임을 눈으로 보면서 실시한다.
- 다른 손가락이나 둘째 마디는 되도록 움직이지 말고, 첫째 마디만을 움직인다고 생각한다.
- 이때 신체의 다른 부위에는 어떤 느낌이 드는지도 함께 관찰한다.

손가락이 아프거나 불편하다면 다른 부위를 움직여보자. 팔꿈치나 어깨 등 다른 관절로도 할 수 있다. 안구도 효과적이니 시도해보면 좋을 것이다.

손가락 첫째 마디를 아래위로 구부리는 동작이 익숙해지면, 이번에는 좌우로 움직여보자. 눈으로는 확인할 수 없는 동작이지만 그 동작을 머릿속으로 그려보기만 해도 된다.

처음에는 반대쪽 손의 손가락에 중지를 끼우고 서서히 움직여본다. 머릿속으로 이미지를 그리기가 쉬워질 것이다. 이는 세로로 움직일 때보다 신체의 신경계를 활성화하는 효과가 있다. 즉, 냄비의 공간이 넓어졌다는 사실을 신체에 더욱 확실히 전달할 수 있다는 뜻이다. 그래서 통증과 불편함을 완화시키는 데 도움이 된다. 또한 신경섬유는 손가락 측면을 통과하고 있기 때문에 좌우로 움직여야 신경섬유가 자극을 받는다. 그러므로 손바닥 앞뒤로 움직이는 것보다는 좌우로 움직이는 것이 더 효과적이다.

이것이 익숙해지면 어느 손가락이든 쉽게 할 수 있을 것이다. 꼭 한번 시도해보기 바란다. '손가락을 천천히 움직이는' 동작은 몸에 통증이나 불편함이 없을 때 미리 연습해두면 필요할 때 바로 할 수 있다. 어디서든 시간이 날 때마다 연습해보자.

이 운동법은 소음으로 정신이 산만할 때, 일이나 공부에 집중해야 할 때 도움이 된다. 신체 일부를 천천히 움직이면, 감각을 신체의 내부로 집중시킬 수 있다. 또 스트레칭 등으로도 몸에서 힘을 빼기가 어려울 때, 목이나 어깨가 결릴 때, 경직된 근육을 풀어주는 효과가 있으므로 꼭 시도해보기 바란다.

통증과 불편함을 없애는 동작 3

지금까지 소개한 두 가지 동작은 아프거나 불편한 곳 외에도, 신체에는 여러 부위가 있다는 것을 알게 해준다. 이를 통해 냄비의 칸막이를 없애고, 조리를 쉽게 할 수 있도록 하는 방법이었다. 이번에는 조금 다른 방식의 운동법을 살펴보자.

눈의 긴장을 풀고, 천천히 주변을 둘러보라. 그리고 '내 눈은 무엇을 보고 싶어 하는가?'를 자문해보자. 어떤 물체가 눈에 띄었다면 그것을 조용히 응시한다. 신체의 통증이나 불편함을 무시하지 말고, 계속 느끼면서 보고자 하는 대상을 가만히 응시한다.

잠시 후, 아픈 부위에 집중되었던 의식이 몸 전체로 분산되면서 신체 전체에 감각이 퍼지는 느낌을 받을 것이다. 이 동작을 통증이 거의 느껴지지 않을 때까지 계속한다. 이것이 이번 동작의 전부다.

'이런 동작이 왜 효과가 있지?'라고 생각하는 사람도 있을 것이다. 이 운동법의 이치는 앞서 소개한 두 가지 운동법과 맥을 같이한다. 즉, 냄비 전체를 떠올려보자는 것이다.

앞서 소개한 운동법이 통증이나 불편한 부위 외에도 냄비의 다른 공간 다른 신체 부위이 있음을 떠올리도록 하는 것이었다면, 이번 동작은 외부 세계에 주목함으로써 '냄비 바깥에도 공간이 있다'는 사실을 떠올리게 하는 방법이다. 즉, 더 넓은 시야로 냄비를 바라봄으로써, '냄비 전체를 볼 수 있게' 하는 간접적인 방법이다.

냄비 자신의 몸의 전체적 관찰이 가능해지면, 자신이 칸막이 안에 갇혀 있다는 사실도 간파할 수 있다. 그리고 칸막이 밖에 다른 공간이 펼쳐져 있다는 사실도 알 수 있다.

외부 세계가 있다는 것을 알기 위해 반드시 눈으로 봐야 하는 것은 아니다. 소리를 통해서도, 냄새를 통해서도 알 수 있다. 피부로도 느낄 수 있다. 방법은 다양하다.

다만, 몸이 하고 싶어 하는 것을 해야 한다는 점을 기억해야 한다. 멍하니 외부 세계를 바라보기만 한다면 의식이 몸 밖으로 빠져나갈 것이다. 이렇게 되면 자신의 신체와 외부 세계는 접점을 잃어버리고 자신의 신체_{냄비}를 관찰할 수 없다. 즉, '넋을 잃은' 상태가 되지 않도록, '내 몸이 원하는 것이 무엇인지'를 계속 스스로 질문해야 한다. 예를 들어 음악을 틀어놓고 거기에 집중하는 것보다는 편한 마음으로 외부 세계의 소리에 귀를 기울여보는 것이다. 즉, 자신의 귀가 듣고 싶어 하는 소리에 자연스럽게 귀를 기울이라는 것이다.

가장 쉬운 방법은 '보는' 것이다. 가장 먼저 보는 방법을 시도해본 다음, 자신에게 잘 맞는 방법을 찾아보는 게 좋다.

외부 세계의 관찰은 고민이나 걱정거리로 머릿속이 복잡할 때에도 꽤 효과적이다. 이는 자신도 모르게 생겨버린 머릿속 칸막이를 없애버리는 좋은 방법이다. 그런 후 생각을 바꾸면 해결의 실마리를 잡을 수 있을 것이다.

아무런 생각도 없이 멍하게 바라볼 게 아니라, 눈이 보고 싶어 하는 것을 의식적으로 바라보는 것, 이것이 이번 동작의 핵심이다. 이 운동법은 막다른 길에 놓였다고 느낄 때 매우 효과적이다.

통증과 불편함을 없애는 동작 4

이 동작도 앞서 소개한 것처럼 '냄비 속 칸막이'를 없애기 위한 방법인데, 좀 더 직접적인 방식이라고 하겠다.

이번 운동법에서는 통증이나 불편함을 포함해서 몸 전체를 의식적으로 관찰한다. 그러나 신체 전체를 관찰하려고 마음먹어도 한두 군데는 빠뜨리는 부분이 생기게 마련이다. 그러므로 한 군데 한 군데를 정성스럽게 관찰해야 한다.

'머리는 어떤 느낌인가?'

'목은 어떤 느낌인가?'

'목 앞쪽은? 뒤쪽은? 측면은?'

이런 식으로 몸 전체를 빠짐없이 관찰해보자. 이때 빠뜨리기 쉬운 부위로는 목, 손등, 발등, 몸 뒤쪽 전체, 겨드랑이, 가랑이, 정강이, 발뒤꿈치 등이 있으니 기억해두기 바란다.

감각을 탐색하기 어려운 부위가 있을 때는 손으로 만져보면 의식을 향하기가 쉬워진다. 익숙해지면 부위별로 하나하나 관찰하지 않아도 단번에 몸 전체를 관찰할 수 있다. 물론 약간의 연습은 필요하다. 이런 점에서 동작 1~3은 초급, 동작 4는 중급이라고 할 수 있다.

물론 이번 동작 역시 거창한 연습이 필요한 것은 아니다. 지하철 같은 곳에서 자신이 원할 때 가볍게 연습할 수 있다. 익숙해지면 일이나 공부에 집중하고 있을 때에도 쉽게 시도해볼 수 있다.

평소 이 방법으로 몸 전체를 관찰하는 연습을 해두면 통증이나 불편함이 조금이라도 느껴지는 순간 바로 사라지게 할 수 있다. 항상 몸 전체를 관찰하면 통증이 발생하더라도 그 부위를 칸막이로 분리하지 않고, 냄비 전체로 조리할 수 있다. 즉, 자기 조절 기능이 활성화된 상태로 있는 것이다.

차분하게 앉아서 신체 전체를 관찰하려고 해도 처음에는 빠뜨리는 부위가 나오게 마련이다. 따라서 속도를 천천히 유지하면서 몸을 움직이는 요가나 태극권 같은 운동이 도움이 된다.

운동할 때도 신체 전체를 계속 관찰해야 한다. 그러면 앉아서만 생활할 때는 알 수 없었던 내 몸의 감각을 느낄 수 있을 것이다. 이때 느끼는 내 몸의 새로운 감각을 평소에도 의식할 수 있게 될 것이다.

단체 운동을 즐기지 않는다면 혼자서 가볍게 스트레칭만 해도 충분하니, 반드시 실시해보자. 중요한 것은 '신체 전체의 느낌'을 관찰하는 것이다. 예를 들어 아킬레스건을 스트레칭할 때라면, 그 부위를 이완시키는 것에만 의식을 집중하지 말고, '신체 전체의 느낌'을 관찰하면서 하는 것이 좋다.

여기에서 소개한 운동법들로 신체의 통증과 불편함을 날려버리고, 쉽게 피곤해지지 않는 몸을 만들어보자.

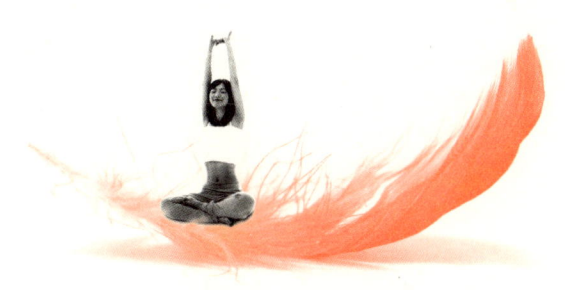

3장
일과 인간관계가 편해지는 방법

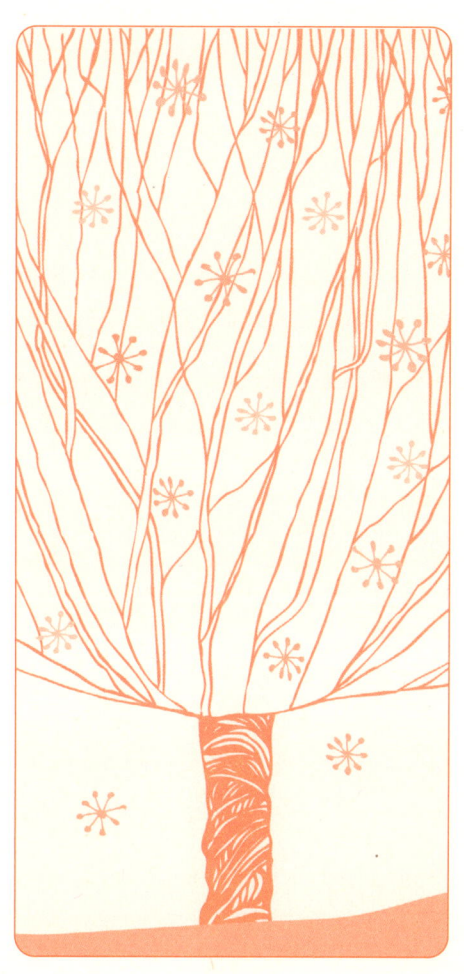

A Healthy Body that doesn't get exhausted 1

마사지로 이완된 몸이 다시 경직되는 이유

    마사지, 카이로프랙틱, 에스테틱 등으로 몸을 관리하고 나면 기분이 좋아진다. 딱딱하게 굳어 있던 근육이 이완되면서 몸과 마음이 날아갈 듯 가뿐해지는 것이다. 늘 이렇게 이완된 근육 상태를 유지할 수 있다면 얼마나 좋을까? 그렇게 할 수만 있다면 날마다 피로를 모른 채 상쾌하게 살 수 있을 것이다.

    하지만 실상은 집으로 돌아와 30분만 컴퓨터 모니터 앞에 앉아 있어도 다시금 어깨가 뻐근해진다. 혹은 지하철역을 향해 인파를 헤치며 걸어가기만 해도 호흡이 가빠지고 몸이 무거워지면서 다시 피로가 엄습한다. 그뿐만이 아니다. 짐이 든 가방을 들고 조금 걷기만 해도 목이나 어깨가 뻐근해지면서 마사지를 받기 전처럼 몸이 무거워진다. 이렇게 될 거면 마사지를 받는 게 무슨 소용 있겠는가.

아름다운 자연에서 여유롭게 생활한다면 이완되고 가벼워진 상태를 유지할 수 있을 것이다. 그러나 안타깝게도 대부분의 사람은 스트레스로 가득한 현실에서 벗어날 수 없다.

우리 몸은 외부 세계의 정보에 쉽게 휘둘리면서 사소한 자극에도 민감하게 반응하고 그렇게 긴장한다. 앞서 예시한 것처럼 컴퓨터 모니터 화면, 인파, 그리고 가방마저도 우리 몸을 긴장시키는 요인이 되고 있다.

우리 몸이 경직되는 가장 큰 이유는 외부 세계의 정보를 받아들이는 눈, 코, 입, 귀, 피부의 센서를 잘못 사용하고 있기 때문이다. 눈이라는 센서를 적절히 사용하지 못하기 때문에 컴퓨터 모니터 화면을 바라보기만 해도 신체가 긴장하고 피곤해지는 것이다.

많은 사람이 '컴퓨터를 사용할 때'와 '다른 사람을 대할 때' 특히 몸을 긴장시킨다. 이번 장에서는 이 두 가지 상황을 예로 들어, 쉽게 피곤해지지 않는 몸을 만들기 위해 어떻게 센서를 사용해야 하는지 설명할 것이다.

A Healthy Body that doesn't get exhausted 2

오래 앉아서 일해도
피곤해지지 않는 방법

컴퓨터 작업으로 지친 사람들

사람들에게 "언제 가장 피곤합니까?"라고 물어보면 많은 이가 "컴퓨터를 오래 사용했을 때입니다"라고 답한다.

"눈이 침침하고 머리가 무거워져요."

"등이 무겁고 허리가 뻐근해져요."

이렇듯 증상이 다양하다. 확실히 컴퓨터 작업은 많은 현대인을 피곤하게 만들고 있는 게 분명하다. 많은 사람이 낮에는 업무를 수행하느라, 밤에는 인터넷으로 정보를 수집하느라, 하루 종일 컴퓨터를 사용한다.

물론 스마트폰을 주로 사용하고 컴퓨터는 거의 사용하지 않는 사람도 있을 것이다. 그러나 스마트폰 화면을 내려다보기만 해도 피로의 원인이 되는 것에는 변함이 없다. 스마트폰은 컴퓨터보다 화면이 작은 만큼 오래 사용하면 더 피곤해질 수 있다.

컴퓨터나 스마트폰 때문에 피곤해지는 이유는 작은 화면을 계속 응시하는 탓에 시야가 좁아지기 때문이다. 시야가 좁아진 상태에서 집중적으로 눈을 사용하면, 안구를 움직이는 눈 안쪽 근육이 긴장하게 된다. 그렇게 경직되면서 결국 눈이 피곤해진다.

눈 안쪽 근육이 경직되면 그 긴장이 신경을 통해 눈과 연결된 목덜미 근육까지 전해져 전체가 딱딱하게 뭉친다. 그러면 척추와 일직선으로 머리를 올려놓을 수 없게 되어 자세가 틀어진다. 평소 자세에 신경을 쓰다가도 컴퓨터 작업에 몰두하다 보면 몸이 앞쪽으로 쏠린다.

컴퓨터 작업을 하면 허리나 등이 피곤해지는 이유는 눈이 긴장하면서 자세가 틀어지기 때문이다. 그래서 평소 아무리 노력을 해도 컴퓨터 앞에만 앉으면 다시 자세가 나빠지는 것이다. 그러므로 가장 먼저 눈의 긴장부터 풀어주어야 한다.

먼저 컴퓨터에서 잠시 손을 떼라. 그러고는 눈을 감은 채 가만히 쉬어보라. 이렇게만 해도 눈의 피로가 풀릴 것이다. 1장에서 설명한 눈을 이완시키는 동작을 시도해보는 것도 좋다.

물론 분주히 일하는 도중에 잠시 쉬면서 눈의 피로를 풀기란 사실 쉬운 일이 아니다. 애초에 눈이 쉬이 피곤해지지 않도록 만드는 게 가장 좋은 방법이다. 이제 컴퓨터 모니터 화면을 오래 봐도 피곤해지지 않는 눈 만들기 방법을 살펴보자.

눈을 편안하게 사용하는 방법 1

첫 번째로 소개할 것은 좁아진 시야를 넓혀 피로의 원인을 제거하는 간단한 방법이다.

컴퓨터 모니터 화면과 함께 주변 공간도 시야에 넣어보자. 책을 읽는 중이라면 책과 함께 주변 공간도 살펴보자. 자연스럽게 자세가 좋아질 것이다. 또한 몸이 앞으로 쏠린 상태에서는 시야를 넓히기 어렵다는 사실도 알 수 있을 것이다.

중요한 것은 '모니터 화면을 보면서 주변 공간도 함께 시야에 넣는 것'이다. 그러므로 이때는 너무 모니터 화면과 주변을 집중해서 응시하지 말고, 주변 공간을 포함해서 모니터 화면이 자연스럽게 시야에 들어오도록 하는 감각이 필요하다.

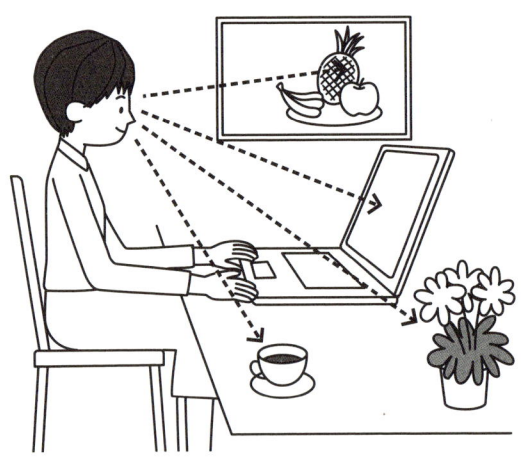

↑ 컴퓨터 모니터 화면을 보더라도 시야를 넓혀서 본다.

이렇게 하기가 어렵다면 이번에는 소리에 주의를 기울이는 방법을 택해보자. 환풍기 소리, 에어컨 소리 등 어떤 소리라도 좋으니, 그때그때 들려오는 소리에 귀 기울여보라. 소리에 의식을 향하면 모니터 화면에만 집중되어 좁아졌던 시야가 자연스럽게 확장됨을 느낄 수 있을 것이다.

'시야를 넓히는 것'은 일상의 여러 상황에서 응용할 수 있다. 예를 들어 혼잡한 역내를 걸을 때, 앞쪽에 시선을 고정한 채 시야를 넓혀주면 가벼운 몸놀림으로 인파를 헤치고 걸어갈 수 있다. 이것은 조금만 의식하면 누구라도 할 수 있는 방법이니 한번 시도해보자.

눈을 편안하게 사용하는 방법 2

컴퓨터 모니터 화면을 볼 때 시야가 좁아지는 이유가 있다. '화면이 작기' 때문이기도 하지만 '화면에 너무 집중하여 눈을 고정시키기 때문'이다. 크기가 작거나 흐릿해서 잘 안 보이는 것을 집중해서 보는 행위를 '응시한다'라고 표현하는데, 컴퓨터를 사용할 때 많은 사람이 화면을 그렇게 바라보곤 한다.

'응시'한다는 것은 외부 세계의 정보를 눈으로 '파악'한다는 뜻이다. 시험 삼아 이 책의 글자를 응시해보기 바란다. 정보를 파악하려고 할 때, 눈은 그 대상을 응시하게 된다. 파악하려는 대상을 응시하면 자연스럽게 몸이 앞으로 쏠린다. 대부분의 사람이 '앞으로 쏠린 자세'로 컴퓨터를 사용한다. 우리 눈은 정보를 파악하려고 하기 때문에 긴장하는 것이다. 또한 앞으로 쏠린 자세를 오래 유지하다 보면 몸은 피곤해진다.

이제 지금까지와는 아주 다른 눈 사용법을 사용해보자. 이것은 외부 세계의 정보를 '파악하는 것'이 아니라 '받아들이는' 방법이다. 사실, 이는 눈 본연의 자연스러운 사용법이다.

자연 경관을 바라볼 때 그 정보를 파악하려고 애쓰는 사람은 없다. 나무, 새, 강물의 흐름 같은 풍경은 자연스럽게 우리 눈으로 들어온다. 모니터 화면도 이런 식으로 보게 하는 것이 이 방법의 목표이다. 즉, 모니터 화면을 '보는' 것이 아니라 화면에 담긴 정보가 자신의 눈으로 '들어오게' 만드는 것이다. 눈에서 화면으로 화살표가 향하는 것이 아니라, 화면에서 눈으로 화살표가 향하도록 만드

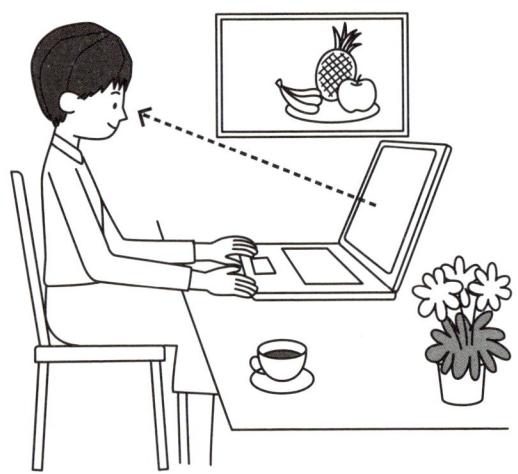

↑ 컴퓨터 모니터 화면의 정보를 받아들인다고 생각하면서 본다.

는 것이다. 그 경우 우리는 눈으로 들어오는 정보를 받아들이기만 하면 되기 때문에 느긋하고 편한 상태를 유지할 수 있다.

이제 컴퓨터 앞에 앉아 직접 느껴보자. 눈의 힘이 빠지면서 자연스럽게 자세가 좋아질 것이다. 호흡도 편해지고 온몸이 차분해질 것이다. 적어도 다리를 떨게 되지는 않을 것이다.

'시야를 넓히는' 방법과 마찬가지로 '받아들인다는 생각으로 보는' 방법도 모든 상황에 응용할 수 있다. 특히 문자 정보를 대할 때는 속독이 가능해진다. 몸도 편해지고 정보 수용 능력도 향상되는 일석이조의 방법으로, 조금만 의식하면 바로 익숙하게 할 수 있다.

눈을 편안하게 사용하는 방법 3

'시야를 넓히는' 방법과 마찬가지로, '받아들인다는 생각으로 보는' 방법도 효과가 있다. 그렇다 하더라도 의식적으로 무언가를 볼 때는 눈이 긴장하게 마련이다.

눈이 긴장되어 있는 상태에서는 위의 두 가지 방법이 효과를 내지 못할 수도 있다. 이럴 때를 위한 방법을 소개하겠다. 바로 '눈안구 자체를 의식하지 않고 보는' 방법이다. 실제로 안구가 있는 곳이 아닌 다른 곳에 '눈이 있다'고 생각하고, 그곳을 의식함으로써 눈을 긴장하지 않게 한다.

'눈이 있다'고 생각할 수 있는 부위는 이마, 가슴 등 어디든 좋다. 특히 효과가 있는 부위는 머리의 뒷부분인 '후두부'이다. 좀 더 자세히 말하면 뇌의 '시각령視覺領, 시각피질' 부근이다. 구체적인 방법에 대해 설명하면 다음과 같다.

후두부를 손으로 만져보면서 후두부 좌측과 우측에 툭 튀어나온 곳인 후두융기後頭隆起를 찾아본다. 그곳 좌우 주변에 시각령이 있다. 아마 시각령 아래쪽보다 위쪽을 찾기가 더 어려울 것이다.

눈의 경우 후두융기 부분 바로 아래에 위치한 근육이 안구의 움직임과 연동해서 움직인다. 이 때문에 시각령 아래쪽보다는 위쪽이 의식하기가 더 어렵다. 따라서 튀어나온 곳, 즉 후두융기보다 약간 위쪽으로 의식을 향해야 균형을 잡을 수 있다.

튀어나온 곳에서 왼쪽과 오른쪽 사선으로 약간 올라온 곳에 잠

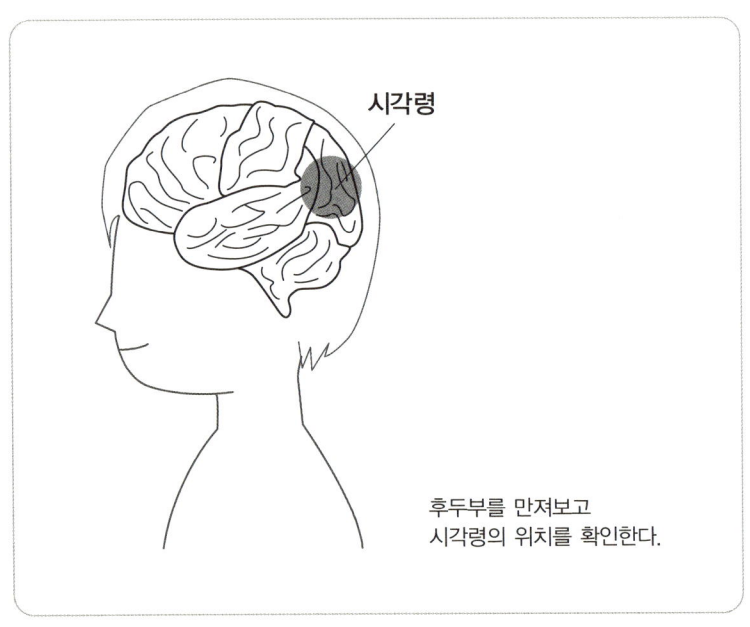

후두부를 만져보고
시각령의 위치를 확인한다.

자리처럼 큰 눈이 있다는 이미지를 그려보자. 익숙해질 때까지는 가끔 이 부위를 손으로 만져보는 게 좋다. 익숙해지면 만지지 않고도 그 부위를 의식할 수 있다. 익숙해졌다면 이제 '잠자리의 눈'으로 무언가를 본다고 생각해보자. 시야가 넓어지는 것이 느껴지며, 곧 눈앞에 있는 광경의 전체상이 파악될 것이다.

　모니터 화면을 볼 때도 이 '잠자리의 눈'을 사용해보자. 그러면 화면 주변으로 시야가 넓어지고 화면 속 정보를 파악하는 집중력이 놀랄 정도로 크게 향상된다. 또 눈이 아닌 부위를 의식하기 때문에 안구를 움직이는 근육의 긴장이 풀리는 효과도 볼 수 있다. 이로 인해 목의 긴장 해소와 더불어 팔도 부드럽게 움직일 수 있다.

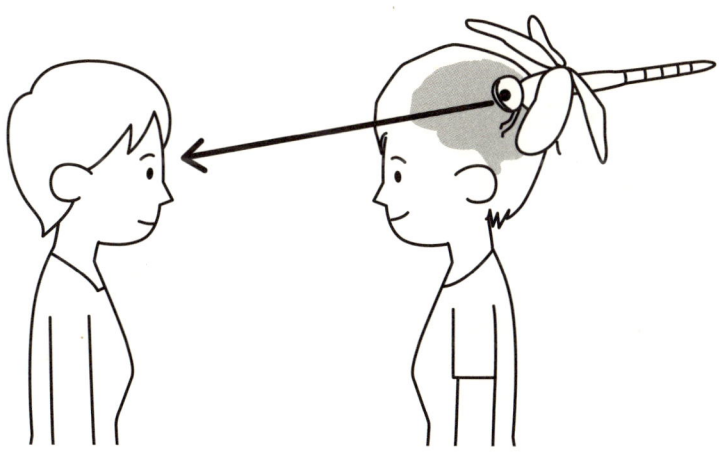

⬆ '잠자리의 눈'으로 본다.

잠자리의 눈으로 모니터 화면을 보면 키보드가 더 가볍게 느껴질 것이다. 물론 이 방법은 컴퓨터 외에도 요리나 바느질 같은 눈과 손끝으로 하는 세밀한 작업에도 응용할 수 있다.

나는 보디워크 시술을 하기 전, 고객의 몸을 살펴볼 때도 잠자리의 눈을 자주 사용한다. 신체의 모든 정보를 동시에, 그리고 상세히 파악하는 데 도움이 되기 때문이다.

잠자리의 눈을 사용하면 왜 외부 세계의 정보를 잘 파악할 수 있게 되는 것일까? 앞서 설명했듯이 잠자리 눈이 있는 곳에는 뇌의 시각령이 위치하고 있다. 시각령은 외부 세계의 영상 정보를 처리하는 장소이다. 시각령 기능이 활성화될 때 비로소 우리는 외부 세계의 정보를 인식할 수 있다. 눈은 정보가 통과하는 입구에 불과하다. 이 때문에 가만히 뜨고 기다리기만 하면 된다. 의식을 집중해야 할 곳은 눈이 아니다. 정보를 처리하는 부위, 즉 시각령인 것이다.

우리는 그동안 눈에 잔뜩 힘을 주고 보고자 하는 대상을 응시했다. 그렇기 때문에 정보를 처리하는 시각령까지는 의식하지 못했던 것이다.

물론 이것이 생리학적으로 근거가 있는 이야기는 아니다. 하지만 활성도를 높여야 할 부위를 의식하는 일이 결코 무의미하지는 않다고 생각한다. 실제로 나는 이 방법을 여러 사람에게 권장하고 있고, 이를 수용한 사람 대부분이 효과를 실감했다.

시각령을 의식하면, 모니터 화면을 볼 때 눈이 피곤해지지 않고 자세도 좋아진다. 또 화면 속 정보를 빨리 파악할 수 있어서 작업 효율도 높아진다.

간단하면서도 큰 노력이 필요하지 않은 방법이니까 한번 시도해보자.

키보드를 누를 때도 요령이 필요하다

컴퓨터를 사용할 때 피곤해지는 이유는 앞서 말했듯 모니터 화면이 작은 탓에 시야가 좁아지기 때문이다. 여기에 덧붙여, 타이핑할 때 과도하게 힘을 주는 것도 피곤해지는 데 한몫한다. 가끔 엄청난 기세로 소리를 내면서 키보드를 두드리는 사람을 볼 수 있는데, 그 옆에 있는 것만으로도 덩달아 몸에 힘이 들어가고 어깨가 경직되는 기분이 든다.

그 정도는 아니더라도 대부분의 사람이 타이핑할 때 필요 이상으로 힘을 넣어 긴장을 만들어낸다. '난 키보드를 부드럽게 두드리니까 괜찮아'라고 생각하는 사람일지라도 한번 꼭 따라 해보길 바란다.

먼저 키보드 위에 손을 올려놓고 타이핑할 때의 모습을 상상해보자. 그것만으로도 벌써 목이나 어깨가 조금 긴장되는 느낌이 들 것이다. 이번에는 키보드 위에 얇은 종이 한 장이 깔려 있다고 생각해보자. 물론 실제로는 손가락이 직접 키보드에 닿겠지만, 키보드 위에 얇고 부드러운 시트지가 깔려 있다고 가정해본다. 그러면 손끝이 유연해지면서 목이나 어깨에서 힘이 자연스럽게 빠져나갈 것이다.

이제 '얇은 종이 한 장이 깔려 있다'는 느낌으로 타이핑을 해보자. 목, 어깨의 긴장이 풀린 상태이기 때문에 쉽게 피곤해지지 않을 것이다. 타이핑을 하면 할수록 오히려 더 이완되는 느낌이 들 수도 있다.

왜 이처럼 사소한 상상을 하는 것만으로도 목, 어깨의 불필요한 긴장이 풀리는 것일까? 이는 '얇은 종이 한 장이 깔려 있다'는 느낌 때문에 손가락 끝의 피부 감각이 활성화되기 때문이다.

특히 물건을 만질 때 정보를 받아들이기 위해서는 피부가 중요한 역할을 한다. 그러나 평소 우리는 피부 감각을 의식하면서 물건을 만지지 않는다. 그러다 보니 외부 세계의 정보를 쉽게 받아들이지 못한다.

마찬가지로 키보드를 두드릴 때에도 피부 감각을 의식하지 않는다. 그래서 키보드가 전달하는 정보를 제대로 받아들이지 못한다. 게다가 타이핑을 하기 위해 얼만큼 힘을 줘야 하는지도 모른다. 이 때문에 우리는 쓸데없이 많은 힘을 실어 키보드를 두드린다. 모니터 화면을 응시할 때와 마찬가지로 키보드를 두드리는 것에만 의식을 집중하기 때문에 자세 또한 앞으로 쏠린다.

하지만 '얇은 종이가 한 장 깔려 있다'는 감각을 느끼면서 피부 감각을 활성화하면 어떻게 될까? 키보드에서 보내오는 정보를 의식할 수 있기 때문에 앞으로 쏠리던 자세가 바로 잡힌다.

또 손끝의 불필요한 힘을 빼면서 목이나 어깨에도 힘을 주지 않게 된다. 손끝에서 시작된 정보가 피부를 통해 뇌로 전달되고, 적절한 동작 프로그램을 뇌가 지시하는 신경회로의 기능이 원활해지는 것이다. 이 때문에 키보드를 유연하게 두드릴 수 있다.

이러한 느낌은 휴대전화 버튼을 누를 때처럼 사물과 접촉하는 모든 상황에 응용할 수 있다. 예를 들어 부엌칼이나 펜을 쥘 때도, 손과 사물 사이에 '얇은 종이 한 장'이 있다고 생각하면, 훨씬 가볍고 부드럽게 사용할 수 있을 것이다. 무거운 가방을 들 때도 이런 느낌을 의식하고 있으면, 온몸으로 균형을 잡을 수 있다.

의자에 앉을 때도 털썩 주저앉지 말고, 의자 위에 '얇은 종이 한 장'이 깔려 있다고 상상해보자. 엉덩이와 허벅지의 힘이 빠지면서 몸이 편안해짐을 느낄 수 있을 것이다. 의자 등받이에 기댈 때 역시 등받이에 종이 한 장 덮여 있다고 생각하면 똑같은 효과를 얻을 수 있다.

무도武道에서는 안정적으로 지면을 딛고 선 상태에서도 날렵하게 몸을 움직일 수 있도록 '화선지 위에 올라가 있다'는 생각을 유도하며 지도한다. 화선지 위에 올라가 있다고 생각하고 발바닥부터 힘을 빼면, 평소 무의식적으로 발바닥에 힘을 주고 서 있었다는 사실을 깨닫게 된다.

'얇은 종이 한 장'의 느낌을 의식해도 큰 변화가 느껴지지 않을 수 있다. 그럴 때는 '얇은 종이'가 아니라 '촉감이 좋은 실크'가 깔려 있다고 상상해보자. 매끈한 질감이 피부로 전해지는 느낌을 떠올리면 몸에서 불필요한 힘이 빠져나가는 게 느껴질 것이다. 이제 외부 세계와 유연히 접하기 위해 '얇은 종이 한 장'의 감각을 일상생활에 도입해보자.

그래도 피곤할 때는 어떻게 해야 하는가?

지금까지 눈, 피부 등의 센서 사용법을 설명하면서 책상에 앉아 일할 때도 유연한 상태를 유지할 수 있는 동작들을 소개했다. 그럼에도 불구하고 피로감 때문에 몸이 무거울 수 있다.

신체가 과도하게 경직되면, 센서 사용법을 의식하고 있어도 신체가 반응하지 않을 수 있다. 그런 상태가 되었을 때, 의자 위에서 손쉽게 시도할 수 있는 운동법을 지금부터 살펴보자.

눈을 지그시 감고 편하게 의자에 앉는다. 그러고는 지면과 발 사이, 의자와 엉덩이 사이에 각각 '얇은 종이 한 장'이 놓여 있다는 이미지를 그려보자. 그리고 두 눈으로 왼쪽 귀를 보는 것처럼 생각한다. 그러면 좌우 안구가 왼쪽 귀 쪽으로 쏠리고, 머리가 서서히 왼쪽으로 돌아갈 것이다. 또한 목 위쪽에서부터 척추가 돌아가는 느낌이 들 것이다.

왼쪽으로 어느 정도 돌아가면, 귀를 보는 동작을 멈추고 휴식을 취한다. 목 위부터 일어난 비틀림이 척추 아래쪽 꼬리뼈까지 전달되는 것을 천천히 느껴본 후, 몇 번 더 같은 동작을 반복한다.

몸에 힘이 들어가서 동작이 잘되지 않으면 발바닥과 엉덩이 밑에 깔려 있는 '얇은 종이 한 장'을 다시 의식한다. '얇은 종이 한 장'의 느낌을 잃으면, 척추를 잘 움직일 수 없음을 알게 될 것이다. 또한 동작에 열중한 나머지 호흡을 멈추고 있지는 않은지 가끔 확인한다.

동작을 몇 번 반복하다 보면 완전히 뒤를 돌아볼 수 있을 정도로 척추가 비틀릴 것이다. 잠시 변화된 척추의 감각을 느낀 후 정면으로 돌아온다. 그리고 이번에는 눈을 뜬 상태에서 같은 동작을 반복한다. 왼쪽 귀를 본다는 이미지를 떠올리면서, 왼쪽에 펼쳐진 광경이 눈에 들어오는 것을 느껴본다.

눈을 뜬 상태에서 같은 동작을 했다면, 다시 정면으로 돌아와 신체의 감각을 확인한다. 왼쪽 상반신이 깊숙한 곳에서부터 이완되고, 몸 주변 공간도 왼쪽이 더 넓어지고 밝게 느껴질 것이다. 오른쪽 몸과 비교해보면 그 차이를 확연히 느낄 수 있을 것이다.

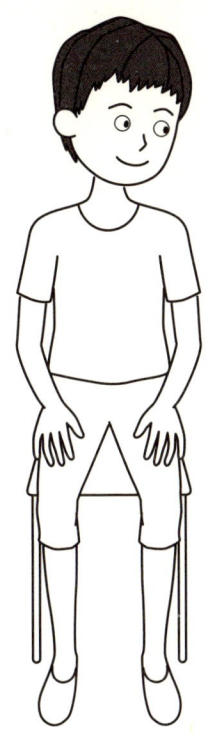

↑ 안구의 움직임과 함께 척추가 돌아간다.

왼쪽 동작이 끝난 후에는 오른쪽도 같은 방법으로 실시한다. 좌우 어느 쪽부터 하든 상관없다. 편한 쪽부터 하면 된다. 이것은 좁아진 시야 때문에 굳어버린 눈과 척추를 동시에 이완시키는 운동법이다. 이 운동법은 특별히 어깨 결림이나 요통에 매우 효과적이다.

A Healthy Body that doesn't get exhausted 3

긴장하지 않고
대화하는 방법

타인과의 만남이 피곤하다면

"사람들과 눈을 맞추기가 어려워요."

"다른 사람들의 이야기를 듣고 있으면 피곤해져요."

"하고 싶은 말은 있는데 막상 하려고 하면 머릿속이 복잡해져서 말이 잘 안 나와요."

"친하지 않은 사람이 가까이 오면 불편하고 불안해져요."

앞서 언급했듯이, 내 고객들은 '컴퓨터 작업'을 할 때 가장 피곤하다고 했다. 피곤을 몰고 오는 원인으로 그다음 손꼽은 것은 바로 '사람 대면'이었다. 겉으로 보기에 사교적인 듯한 사람도 타인을 만나면 긴장하고, 그런 만남 직후 피로가 몰려온다고 깜짝 고백을 한다. 또 그런 사실을 자각하지 못하고 있는 사람들조차도 잠시 그들의 이야기를 들춰보면 여지없이 다르지 않음을 확인할 수 있다.

인간관계로 스트레스를 받는 이가 많은데, 그만큼 '사람을 대면하는 일'은 피로의 직접적 원인이 되고 있다.

이들 중 '사교성이 부족한 건 성격 탓이어서 어쩔 수 없어'라고 생각하는 사람도 있다. 그러나 타인을 편하게 대하지 못하는 것은 성격이나 마음가짐 때문만은 아니다. 중요한 것은 상대방이 말하는 정보를 어떻게 받아들이느냐의 문제, 즉 '신체의 센서를 어떻게 사용하느냐'이다.

예를 들어 생각해보자. 상대방과 눈을 맞추지 못하는 것은 사람을 싫어하거나 낯을 가리기 때문만은 아니다. 그보다는 사람들을 대할 때, 눈을 어떻게 사용해야 할지 모르기 때문인 경우가 많다.

실제로 눈, 귀 등의 센서 사용법을 바꾼 많은 사람이 타인과의 대면이 편해졌다고 말한다. 의도적으로 센서 사용법을 조금 바꾼 것뿐인데, '사람 대면' 방식이 바뀌었을 뿐만 아니라 밝고 긍정적인 태도로 변한 것이다.

긴장하지 않고 타인과 눈을 맞추는 법

사람을 만날 때 불편하다고 느끼는 몇 가지 이유가 있다. 그중 하나는 '상대방과 눈을 맞추는 것이 어렵다'는 데 있다. 사실, 나도 예전에는 그랬다. 상대방이 나를 쳐다보면 긴장되었다. 그렇다고 눈을 피할 수도 없다. 그러다 보니 눈을 어디에 둬야 할지 몰라 늘 난감했다.

왜 그런지 곰곰이 생각한 끝에 '눈은 보는 것에 익숙하지만, 누군가에게 보이는 것에는 익숙하지 않다'는 것이 원인임을 깨달았다.

눈은 자의식과 밀접하게 연결되어 있다. 이 때문에 상대방의 시선이 감지되면, 그 사람의 의식이 자기 안으로 침입하는 것처럼 느껴진다. 그래서 자신도 모르게 상대의 시선을 회피하는 것이다. 이는 신체의 무의식적인 방어 본능으로 지극히 자연스러운 현상이다. 그래서 이를 극복하고 상대와 눈을 맞추기 위해서는 사전 준비가 필요하다.

앞서 컴퓨터 모니터 화면을 보는 방법에서 설명한 '받아들인다는 생각으로 보는 법'을 떠올려보자. 모니터 화면을 볼 때와 마찬가지로, 이번에도 의도적으로 상대의 시선을 받아들려고 하는 것이다.

상대를 보려고 함으로써 정보를 파악하는 것이 아니라, 상대방이 전달하는 정보가 들어오도록 가만히 기다리는 것이다. 그러면 몸과 마음이 편안해질 것이다.

'상대의 시선을 받아들이기' 위한 준비를 하고 있으면, 상대방과 편하게 눈을 맞출 수 있다. 그러면 편한 상태에서 상대를 대면할 수 있고 피곤해질 일 또한 없다.

'상대의 시선을 받아들인다는 생각으로' 보는 방법은 자신뿐 아니라 상대방의 마음도 편안하게 해준다. 내가 상대방의 시선을 받아들여주면 상대방은 '나의 존재가 받아들여지고 있다'고 느끼기 때문이다. 특히 깊이 있는 대화를 나눌 때, 상대의 시선을 '받아들이는 눈의 사용법'이 매우 중요하다.

그러나 가까운 사이가 아니거나 상대하기 까다로운 사람이라면, 받아들인다는 생각으로 바라보는 것이 쉽지 않다. 상대와의 사이에 심리적 벽이 존재할 때는 더욱 그렇다. 받아들인다는 생각으로 그 사람을 바라보려 의식해도 눈이 긴장할 수 있기 때문이다.

이럴 때는 앞서 설명한 '잠자리의 눈'으로 바라보는 방법을 시도해보기 바란다. 잠자리 눈을 사용하면 눈의 긴장이 풀리고, 시야가 넓어져서 상대의 모습을 전체적으로 바라볼 수 있다. 이 때문에 냉정하고 객관적인 자세로 상대와 대면할 수 있다. 그러면 상대에 대해 과도하게 불편을 느끼거나 불안해지지 않는다. 무엇보다 심리적인 갈등이 줄어들기 때문에 피곤해지지도 않는다.

익숙해지면 상황에 따라 두 가지 방법을 구분해서 사용할 수 있다.

예컨대 첫 만남에서 상대의 눈치를 살피는 동안에는 '잠자리의 눈'을 사용하고, 그 사람과의 관계를 한 단계 더 발전시키고 싶을 때는 '시선을 받아들이는' 방법으로 상대방을 바라보는 것이다.

타인의 이야기를 들어도 피곤해지지 않는 법

많은 사람이 '남의 말을 듣는 게 피곤하기' 때문에 타인과의 만남이 불편하다고 말한다. 이 또한 '눈을 맞추기가 어렵다'는 것 못지않게 피곤해지는 핵심 요인이다.

어려운 이야기를 열심히 들어야 하는 상황을 떠올려보자. 생각만으로도 어깨나 목에 힘이 들어갈 것이다. 이야기를 열심히 들으려고 하면 할수록 자신도 모르게 목, 턱, 측두부 등 귀 주변의 근육이 긴장하고 몸은 앞으로 쏠린다. 그 결과 몸의 중심축이 흔들리고 피곤해진다. 어떻게 하면 이런 상태에서 벗어날 수 있을까?

여기서 한 가지 실험을 해보자. 주변에서 들려오는 소리를 들으려 하지 말고, 그 소리가 머리 옆면의 귓구멍 안으로 자연스럽게 들어온다는 이미지를 그려보자.

아마 귓구멍이 이완되고 조금 넓어졌다는 느낌이 들 것이다. 그 상태에서 가만히 기다리면 소리가 먼저 귓속으로 들어온다. 사람 목소리도 좋고 에어컨 소리도 좋다. 귓구멍 안으로 자연스럽게 소리가 들어오도록 해보자. 어깨나 목의 힘이 저절로 빠지고 귓구멍이 시원하게 뚫린 듯 느껴질 것이다.

도시 사람들은 인위적이고 불쾌한 소리에 둘러싸여 생활한다. 이 때문에 무의식적으로 귀를 경직시키고 굳게 닫아버린다.

사실, 강물 소리나 새소리를 들을 때는 귀를 닫아둘 필요가 없다. 그래서 자연스럽게 귀가 이완되고 소리가 평안하게 귓속으로 들어온다. 이처럼 귀를 이완시키려면 평소 '소리가 귓속으로 들어오는 것을 받아들이는' 연습을 해둬야 한다.

이 방법은 상대의 이야기를 들을 때에도 적용할 수 있다. 즉, '상대의 목소리가 귓속으로 들어오는 것을 받아들인다는 생각으로 듣는 것'이다.

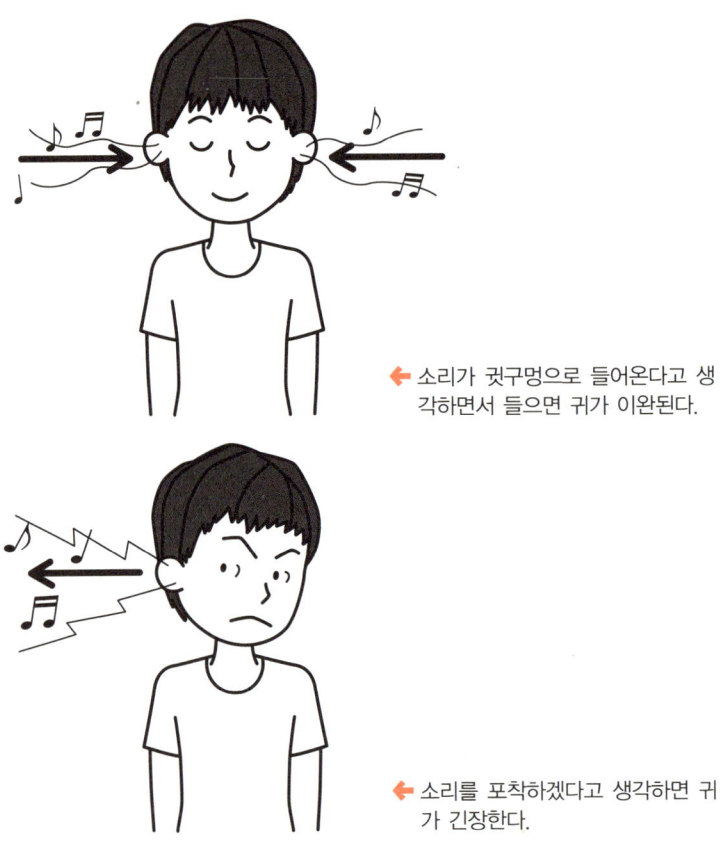

← 소리가 귓구멍으로 들어온다고 생각하면서 들으면 귀가 이완된다.

← 소리를 포착하겠다고 생각하면 귀가 긴장한다.

    이때 유의할 점은 잘 들으려고 노력하지 말라는 것이다. '소리를 받아들이려' 하기만 해도, 귀가 이완되고 긴장이 풀린다. 또 귀를 닫지 않아도 되기 때문에 정보가 잘 들어온다. 그러면 내용도 쉽게 이해할 수 있다. 이 방법은 '상대의 시선을 받아들이는 눈 사용법'과 마찬가지로 깊이 있는 대화를 나눌 때 효과적이다.

"듣기 싫은 설교나 넋두리를 들어야 할 때는 어떻게 해야 하나요? 그런 소리를 듣고 있으면 불쾌해요."

이렇게 말하는 사람이 있다. 이런 불쾌감은 그 정보를 차단하려고 스스로 만들어낸 '귀의 긴장' 때문에 생긴다. '소리를 받아들인다'는 것을 분명히 의식하면, '귀의 긴장'으로 인한 불쾌감은 생기지 않는다.

'내 이야기를 상대가 받아들인다는 자세로 듣고 있다'는 것을 알면, 말하는 사람도 큰 만족감을 느낀다. 이런 자세로 듣고 있는 사람에게는 장황하게 설명하지 않아도 되므로 설교나 넋두리는 자연히 짧아질 것이다.

반대로 상대가 받아들인다는 생각으로 듣지 않고 귀를 닫고 있다고 생각되면, 말하는 사람은 아무리 말해도 만족감을 느끼지 못한다. 그렇기 때문에 점점 더 말이 길어진다. 누구나 그런 경험을 해보았을 것이다.

중요한 점은 이것이 '정신론'이나 '마음가짐'의 문제가 아니라는 사실이다. 어디까지나 '소리를 받아들인다고 생각하며 귀를 사용한다'는 방법론의 문제이다. 이것은 조금만 의식하면 누구나 활용할 수 있는 방법이다. 자연의 소리를 들을 때는 모두가 당연한 듯이 그 소리를 자연스럽게 받아들인다. 이것은 우리 모두가 갖고 있는 자연스러운 감각이기도 하다.

그러나 귀의 존재를 의식하면 긴장이 풀리지 않을 수도 있다. 이런 경우에는 '잠자리의 귀'로 듣는 방법을 활용해야 한다.

우선 귀 위쪽, 머리 측면에 손을 가볍게 올려보자. 이곳에 외부에서 유입된 음성 정보를 처리하는 뇌의 '청각령聽覺領'이 있다.

'귀가 아닌 청각령으로 소리를 듣는다'는 이미지를 떠올린다. 귀 외의 부위에 의식을 두면 귀의 긴장이 풀리고 소리가 더 잘 들릴 것이다. 실제로 '청각령'이 활성화되는지는 알 수 없다. 하지만 이 방법을 시도해본 많은 사람이 상대의 말을 더 잘 이해할 수 있었다고 한다.

'소리가 귀로 들어오는 것을 받아들이는 방법'은 커뮤니케이션을 할 때 상대에게 안심을 주고 싶은 경우에 적합하다. '청각령으로 듣는 방법'은 익숙하지 않은 외국어 등을 들을 때 효과적이다.

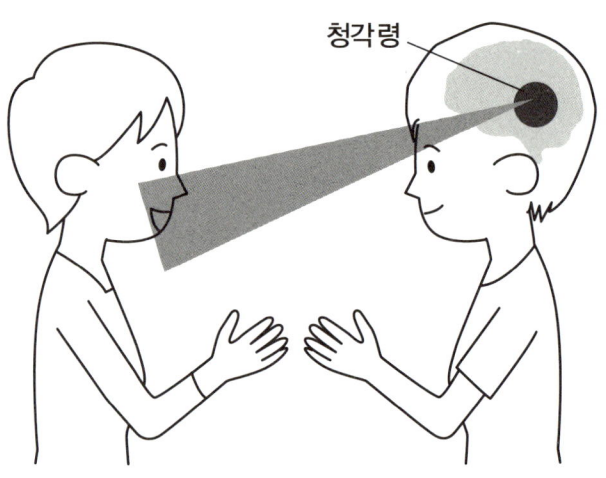

↑ 청각령으로 듣는다.

상황에 따라 이 두 가지 방법을 적절히 사용해보기 바란다.

달변가의 발성법

'남의 말을 듣는 것이 편해지는 방법'을 시도해보았다면, 이번에는 내가 말하는 사람이 되었을 때를 생각해보자. 의외로 많은 사람이 '말솜씨가 부족해서 사교성이 떨어진다'고 생각한다. 또 '말솜씨가 부족하다'는 사실을 자각하지는 못해도 "여러 사람 앞에서 말할 때는 긴장된다"고 하소연하는 사람이 많다. 왜 우리는 말할 때 긴장하는 것일까?

첫 번째 이유는 평소 말할 때 짧은 호흡이 강조되기 때문이다. 소리를 낸다는 것은 숨을 내쉬는 것, 즉 호흡하는 것이다. 목구멍 안쪽에 있는 성대의 진동을 숨소리에 실어 밖으로 내보내는 것이 바로 발성이다. 이 때문에 평소 깊고 편하게 호흡하지 못하는 사람은 발성이 나쁠 수밖에 없다.

그럼에도 어떻게든 숨을 뱉어내려 하기 때문에 호흡이 가빠지고 몸도 긴장한다. 긴장되어 '목소리가 떨리는' 상태가 바로 그것이다. 목소리가 떨리면 긴장하고 있다는 사실이 상대방에게 알려져서 더 당황하고 긴장한다. 그런 긴장감은 상대에게 즉시 전달되기 때문에 커뮤니케이션이 잘 이뤄지지 않아 몸과 마음이 모두 피곤해진다.

또 하나의 이유는 '하고 싶은 말을 제대로 전달하지 못하는' 것에 있다. 하고 싶은 말을 제대로 전달하지 못하는 이유는 머리가 잘 돌아가지 않기 때문이다.

긴장하지 않고 말을 잘했다고 생각하다가도 '하고 싶은 말을 다 표현하지 못했다'고 느껴본 적이 있을 것이다. 사실, 여기에는 목소리를 내는 방법과 밀접한 관계가 있다. 어떻게 소리를 내야 머리가 잘 돌아갈까?

결론부터 말하면, '입뿐만이 아니라 코비강를 포함해서 발성'해야 한다. 코가 막혀 있으면 소리를 내기 어려울 뿐만 아니라 머리도 멍해진다. 반대로 코가 뚫려 있을 때는 머리도 맑아진다. 이는 비강의 일부인 접형골과 관계가 있다. 비강으로 호흡이 통하면 뇌를 떠받치고 있는 접형골의 움직임이 자연스러워진다.

보디워크에서는 접형골의 상태가 뇌의 '각성도覺醒度'와 밀접한 관계가 있다고 본다. '각성도'란 '뇌가 깨어 있는 정도', 그러니까 뇌의 활성도를 말한다. 즉, 발성할 때 코를 통해 호흡이 이뤄짐으로써 접형골의 움직임이 자연스러워지면 뇌가 적절하게 활성화된다. 뇌가 깨어난 상태가 되면 하고 싶은 말을 제대로 할 수 있다.

접형골은 횡격막과도 연결되어 있기 때문에 접형골이 움직이면 자연스레 복식호흡이 가능해지고 그러면 목소리가 떨리지 않는다.

이제 비강을 사용한 발성법을 직접 체험해보자.

먼저 두 눈 아래에 각각 검지, 중지, 약지를 올리고 그곳으로 목소리의 진동이 전달되는 이미지를 갖고 소리를 내본다. '아' 또는

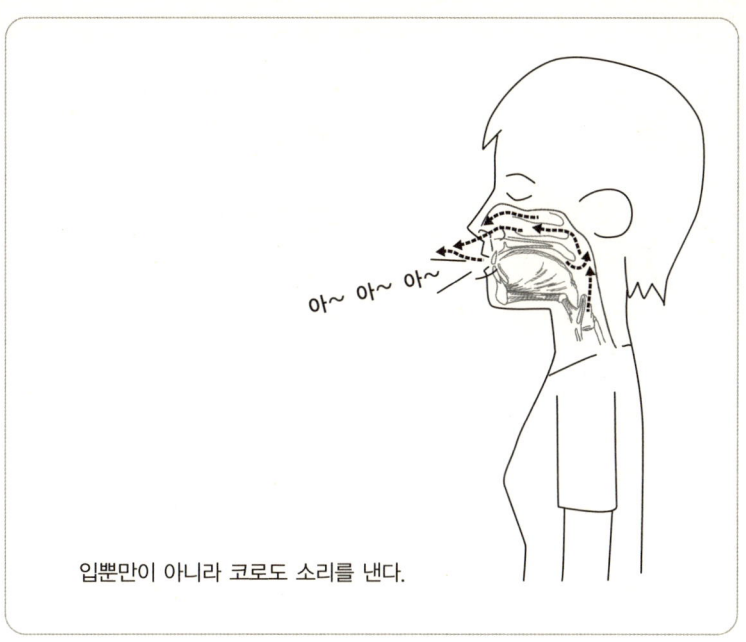

입뿐만이 아니라 코로도 소리를 낸다.

'라라라' 등 'ㅏ' 소리 중 내기 쉬운 음을 찾는다. 이때 명치끝에 힘이 들어가 있지는 않은지, 편하게 호흡하고 있는지 확인한다.

눈 아래로 목소리의 진동이 전해진다면, 그 진동이 주변 공간으로 퍼져나가도록 의식한다. 매우 맑고 기분 좋은 소리가 난다는 사실을 알게 될 것이다.

이번에는 눈 위에 세 손가락을 올려놓고 똑같이 소리를 낸다. 그 다음으로 관자놀이, 후두부 부근에도 손가락을 올려놓고 비강에서 외부 공간으로 소리를 울려나가게 한다.

네 곳의 동작이 모두 끝났다면, 이번에는 네 군데에서 동시에 비강을 울려 발성한다.

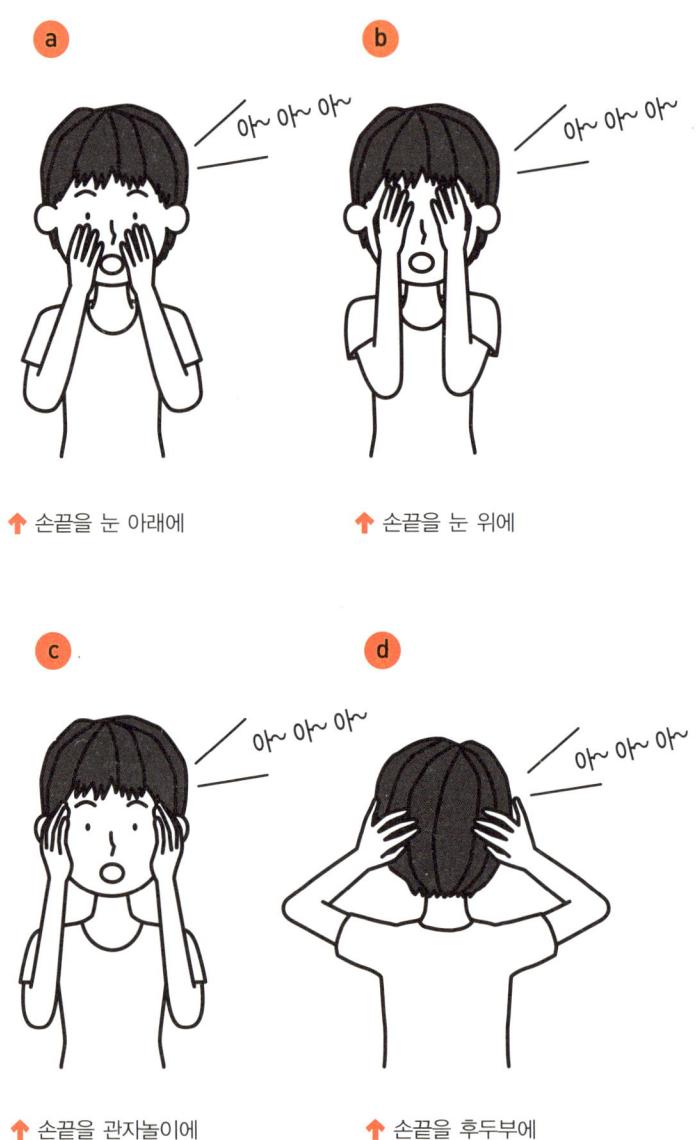

울리게 하면서 소리를 낸 후 자신의 몸 상태를 관찰한다. 아마도 코가 개운하고 눈이 맑아졌다는 느낌이 들 것이다. 머리가 가벼워지고 등줄기가 한결 시원해졌다고 느끼는 사람도 있을 것이다. 물론 호흡도 편해질 것이다.

대화할 때는 네 부위를 동시에 울리게 한다는 느낌으로 말하는 게 좋다. 그리고 그 진동이 360도 방향으로 울려 퍼지게 한다는 감각을 갖는다. 비강을 울려 소리를 내면 머리가 맑아지고 가벼워지기 때문에 유쾌하게 논리적으로 말할 수 있다. 또한 비강으로 호흡하면 머리의 중추가 이완되면서 표정도 생기 있고 부드러워진다.

그 결과, 대화를 나누면 나눌수록 몸이 편해지고 머리 회전도 좋아진다. 즐거운 기분이 상대에게도 전달되어 서로 좋은 영향을 미칠 것이다.

무표정한 상태에서 입으로만 말하는 경우, 코를 사용한 발성법의 좋은 효과를 얻지 못한다. 이 동작을 잘 활용하여 '유창한 말솜씨'를 뽐내보길 바란다.

'배꼽 센서' 사용법

"사람들과 만나고 나면 정말 피곤해요!"

이렇게 말하는 사람이 많은데, 그들에게 이유를 물어보면 "긴장되니까요"라고 대답한다. 그렇다면 우리는 왜 다른 사람들을 만날 때 긴장하는 것일까?

"제 상사는 언제 벌컥 화를 낼지 몰라요."

"친해지고 나면 괜찮지만, 처음에는 그 사람이 어떤 사람인지 잘 모르니까요."

"상대방이 나를 어떻게 생각할지 신경 쓰여요."

이처럼 사람들을 만날 때 긴장하는 데에는 다양한 이유가 있다. 그럼에도 불구하고 공통점은 '불안감'이 마음속에 존재한다는 것이다. 사람을 대할 때 '안도감'을 느낄 수 없기 때문에 신체는 경계 태세를 취하고 긴장한다. 안도감은 '난 여기에 있어도 돼'라고 느껴질 때 자연스럽게 생겨난다.

소통의 자세로 흔히 '마음을 열어라', '먼저 솔직해져라'라는 덕목이 언급된다. 그러나 몸이 안심하지 않으면 마음을 열 수 없는 노릇이다. 머리에서 아무리 '안심해!'라고 설득해도 신체의 긴장이 풀어지지는 않는다. 그렇다면 내 몸이 안도감을 느끼도록 하려면 어떻게 해야 할까?

여기서 간단한 실험을 해보자. 눈을 감고 편안히 앉아 자신의 배꼽 위에 두 손을 올려놓는다. 그리고 배꼽을 느끼면서 호흡에 의식을 향한다. 어느 정도 긴장이 풀렸다면 이제 몸 전체의 변화를 관찰해본다. 몸이 따뜻해지면서 발바닥이 지면에 딱 달라붙었음을 느낄 수 있을 것이다. 호흡이 깊어지고 가슴 근육이 유연해졌다는 사실도 느껴질 것이다.

변화의 형태는 사람마다 조금씩 다를 수 있다. 하지만 배꼽의 존재감이 느껴지고 긴장이 풀린 이 상태가 '신체가 안심하고 있는'

상태이다. 밤에 잠이 잘 오지 않을 때 누운 상태에서 이 동작을 해보면 도움이 된다.

'배꼽을 통해 안도감을 느낀다'는 말에서 무언가를 떠올린다면 그것은 엄마 배 속에 있는 태아의 감각이다. 엄마 배 속은, 태아에게는 완벽하게 안전한 장소이다. 배꼽을 통해 엄마와 연결되어 있고, 엄마가 지켜주고 있다는 사실에서 태아는 안도감을 느낀다. 아기가 바깥세상으로 나오면 탯줄은 사라지지만, 그 감각은 신체에 각인된다.

보디워크에서는 안정적이고 이완된 몸 상태를 만들기 위해 '배꼽 감각'을 중시한다. 나는 이를 '배꼽 센서'라고 부른다.

안심하고 사람들을 대면할 수 있는 신체를 만들기 위해 '배꼽 센서'를 활용하자. '자신의 배꼽과 상대방의 배꼽이 끈으로 연결되어 있다는 느낌'을 갖는 것이다. 이 방법은 놀라울 정도로 효과적이므로 반드시 시도해보기 바란다.

처음에는 비교적 친한 사람을 상대로 연습하는 것이 좋다. 배꼽 센서를 사용해서 상대방과 대화를 하면 친밀감이 더욱 커진다. 또 긴장이 풀려서 몸 상태가 편해지기 때문에 계속 같이 있고 싶다는 생각이 든다.

흔히 "저 사람하고는 생리적으로 안 맞아"라고 말하곤 하는데, 이는 내 몸이 상대방을 받아들이지 않아서 긴장되어 있는 상태를 뜻한다. 하지만 배꼽 센서를 사용하면 그런 상태에서 벗어날 수 있다. '저 사람은 상대하기 어려운 사람이야'라고 단정하기 전에 꼭 한번 시도해보기 바란다.

그 외에도 모르는 사람과 둘이서 엘리베이터를 탔을 때를 예로 들 수 있다. 이럴 때 대부분의 사람은 엘리베이터 안의 공기가 무겁고 불편해서 몇 층인지 표시되는 숫자만 뚫어지게 쳐다본다. 그러다가 내릴 때가 되면 도망가듯 엘리베이터 밖으로 뛰쳐나간다.

이런 상황에서도 엘리베이터를 함께 탄 사람과 배꼽 센서로 연결되어 있다고 생각해보자. 굳이 눈을 맞출 필요는 없다. 배꼽만 연결돼 있으면 된다. 그러면 그 자리가 굉장히 편해질뿐더러 낯선 사람 역시 불편하지 않을 것이다. 심지어 내릴 때 가볍게 고개를 숙이며 인사하고 싶어질 것이다.

편의점 계산대 앞에서도 안절부절못하면서 불편해하는 경우가 있다. 이럴 때도 배꼽 센서를 사용해보자.

'내가 먼저 친밀감을 갖고 다가가고 싶어도 상대방에게 폐가 될 수 있지 않을까?'

이렇게 걱정하는 사람도 있을 것이다. 하지만 우려하지 않아도 된다. 내가 안도감을 느끼면서 상대방을 대하면, 그것이 상대방에게도 전달된다. 이는 결코 관념적으로 말하는 것이 아니다. 우리 모두에게서 나타나는 자연스러운 생리적 반응일 뿐이다.

신체의 긴장과 이완은 '자율신경'이라는 신체의 생리 시스템이 관장한다. 그런데 신체의 자율신경은 다른 사람에게 영향을 미친다. 눈앞에 안절부절못하는 사람이 있으면 덩달아 초조해지고, 하품하는 사람을 보면 하품을 따라 하는 것과 같은 이치이다. 배꼽 센서를 매개로 상대와 연결되는 계기를 만들 수 있다면, 상대방과 안도감을 공유할 수 있다.

그러면 함께 있는 시간이 긴장이나 피로를 만들어내는 것이 아니라, 신체를 이완시키고 편하게 해주는 시간으로 바뀐다.

"이렇게까지 하면서 사람들을 만나고 싶지는 않고, 오히려 혼자 지내면 그게 더 편하고 안도감도 느낄 수 있잖아요?"라고 묻고 싶은 사람도 있을 것이다.

물론 극도로 피곤할 때는 혼자 집에 틀어박혀 쉬고 싶을 수도 있다. 실제로 그런 방법으로도 피로를 풀 수 있다. 하지만 그런 상태가 3~4일 계속된다면 어떻게 될까? 몸 마디마디가 굳고 피곤해지면서 오히려 편안함이나 안도감과는 거리가 먼 상태가 되었음을 느낄 것이다.

신체는 타인과의 관계를 통해 자신의 몸을 안정시키는 기능을 갖고 있다. 특히 큰 충격을 받거나 긴장감이 고조될 때는 사람들과의 관계가 매우 중요하다. 천재지변이나 큰 사고를 당했을 때, 타인과의 친밀한 관계가 심신을 안정시키는 데 얼마나 중요한지 경험을 통해 잘 알고 있지 않은가.

최근 심리학에서는 타인과의 관계가 복부 감각으로 연결되는 자율신경 경로를 활성화시킨다고 강조한다. 배꼽 센서를 활용해서 다른 사람들과 좋은 관계를 맺는 것은 심신의 안정에도 도움이 된다. 이는 곧 신경계를 원활히 작동하게 함으로써, 쉽게 피곤해지지 않는 몸을 만드는 데 매우 중요한 역할을 한다.

4장
내 몸의 중심축을 만드는 방법

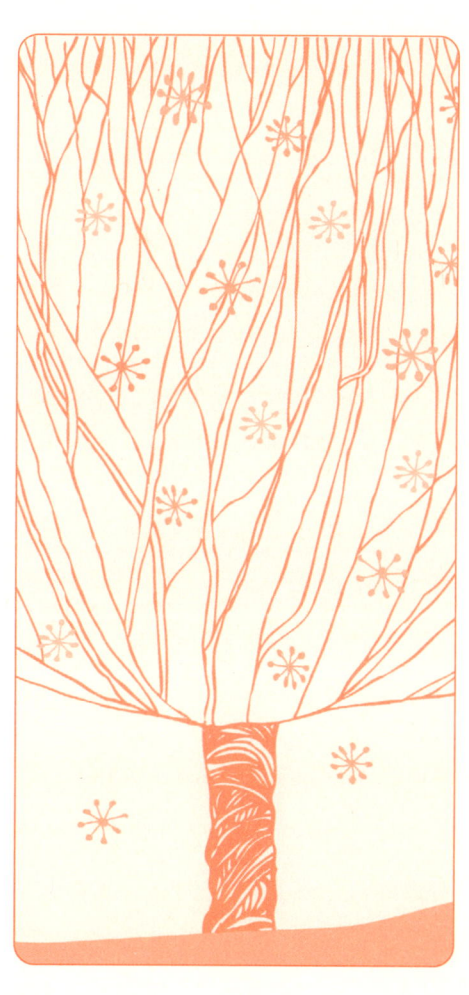

A Healthy Body that doesn't get exhausted 1

목표는
'흔들림 없는 나'

    거듭 강조하지만 우리가 외부 세계와 편하게 관계를 맺고, 쉽게 피곤해지지 않는 신체를 만들기 위해서는 '센서 사용법'이 중요하다. 또 이를 위해서는 외부 세계의 정보를 '의도적'으로 받아들이는 게 포인트이다.

    자신이 관계를 맺기로 의도한 대상이 있다면 그 대상을 받아들이려는 자세를 갖는 것이 중요하다. 그러나 우리는 받아들이고 싶지 않은 정보에 둘러싸여 살아가고 있다. 직장에는 무작정 화를 내는 사람들이 존재한다. 듣기 싫은 하소연을 들어줘야 하는 경우도 있다. 텔레비전이나 인터넷에서는 하루가 멀다 하고 우울한 뉴스가 흘러나온다. 이처럼 받아들이고 싶지 않은 정보에 노출될 때 신체는 저절로 경계 태세를 취하며 긴장한다. 호흡도 제대로 하기 어려운 상태에서 경직된다.

외부 세계에 대해 경계 태세를 취하느라 마음의 여유가 없어지면 내 몸의 감각을 느끼지 못할 수도 있다. 내 몸의 감각을 느끼지 못하면 자신이 지금 어떤 상태이고, 거기에 어떻게 대응해야 할지 알 수 없다.

이것이 바로 '자기 자신을 잃은 상태'이다. 이 경우 신체적으로는 자기 조절 기능이 작동하지 않아 긴장을 통제할 수 없게 된다. 또 정신적으로는 외부 세계의 정보에 쉽게 휘둘려 불안정해진다. 이것을 '자율신경 실조증'이라고도 하는데, 이 상태가 지속되면 몸과 마음이 완전히 지쳐버린다.

이번 장에서는 내 몸의 감각을 잃어버리지 않고 외부 세계의 정보에 휘둘리지 않는 '흔들림 없는 나' 만들기 방법을 살펴보자. 더불어 쉽게 피곤해지지 않는 몸과 마음을 만들기 위한 방법도 알아보자.

A Healthy Body that doesn't get exhausted 2

어떤 상황에서도
나 자신을 잃지 않는 법

'빨대 호흡'으로 내 몸을 지킨다

'외부 정보에 휘둘려 나 자신을 잃어버릴 수 있다면, 그런 정보는 피하면 되는 거 아닌가?'라고 생각하는 사람도 있을 것이다. 그러나 살다 보면 피할 수 없는 상황과 마주하게 마련이다.

2011년 일본에서는 대지진이 발생했다. 그 당시 도쿄는 직접적으로 피해를 입은 지역이 아니었다. 그럼에도 불구하고 많은 도쿄 시민이 텔레비전과 인터넷을 통해 끊임없이 전해지는 정보 때문에 마음에 상처를 입었다. '뉴스를 보면 우울해져서 보고 싶지 않지만 소식은 듣고 싶은' 딜레마에 빠진 사람이 많았다. 이런 상태에서는 느긋한 마음으로 신체를 이완시키기 어렵다. 따라서 오히려 더 확실하게 자기 자신을 회복할 방법이 필요하다.

나는 주변 사람들에게 '빨대 호흡'을 추천한다. 이를 받아들인

많은 사람이 빨대 호흡을 통해 자기 자신을 다시 회복할 수 있었다. 방법은 간단하다. 단지 '입을 오므려서 숨을 내쉬고 코로 숨을 들이마시기'만 하면 된다.

빨대를 입에 물고 숨을 뱉는다는 이미지를 떠올리면서 하는 호흡법이다. 이를 보디워크에서는 빨대 호흡이라고 한다. 어떤 느낌인지는 직접 시도해보기 바란다.

먼저 아랫배에 가볍게 손을 올려놓는다. 다음으로 입을 조금 오므려, 빨대를 입에 물고 가늘게 숨을 내뱉는다는 느낌으로 '후' 하고 몇 차례 숨을 내쉰다. 익숙해질 때까지는 실제로 '후' 하는 소리를 내보는 것이 좋다.

그러면 아랫배가 안정되면서 정신이 번쩍 들 것이다. 자신의 중심이 느껴지거나 머리가 맑아졌음을 느낄 수도 있다.

이번에는 손을 배에 올리고 '하' 하고, 한숨 쉬듯 숨을 뱉어보자. 배에 힘이 빠지면서 힘없이 몸이 축 늘어질 것이다. 몸을 지탱할 수 없어서 무언가를 붙들려고 할 수도 있다.

이런 감각을 느낄 수 있었다면 다시 한 번 빨대 호흡을 실시해보자. 두 가지 호흡을 비교해보면 그 차이를 더 명확히 느낄 수 있을 것이다.

빨대 호흡의 포인트는 '자신이 가장 편하게 느끼는 방법으로 하는 것'이다. 천천히 혹은 깊이 호흡하지 않아도 된다. 복식호흡을 의식할 필요도 없다. 단지 '빨대를 입에 물고 숨을 뱉는 것처럼 호흡하는' 것만 의식하면 된다. 입을 오므리고 숨을 뱉으면 들이마실 때는 자연스레 코를 사용하게 된다. 따라서 숨을 어떻게 들이마실 것인지는 크게 의식하지 않아도 된다.

시간을 내어 따로 이 호흡법을 연습할 필요는 없다. 그저 언제 어디서나 가볍게 해보는 게 중요하다.

대지진 당시 외부 세계의 정보로 인해 많은 사람이 과민해져 있었다. 많은 이에게 "뉴스를 볼 때는 빨대 호흡을 하면서 보세요"라고 조언해주었다. 그러자 과도한 불안감을 느끼지 않게 되었고, 비교적 냉정히 필요한 정보만을 받아들일 수 있게 되었다고 한다.

상사의 잔소리를 피할 수 없을 때, 폐를 끼치는 것인지도 모르고 푸념하는 사람에게 붙잡혀 있을 때, 어색하고 불편한 자리에 있어야 할 때 등 외부 세계의 정보 때문에 스트레스를 받으면 빨대 호흡을 실시해보라. 익숙해지면 주변 사람이 눈치채지 못하게 빨대 호흡을 할 수 있을 것이다.

빨대 호흡을 하면, 자기 자신이 안정적으로 지탱하고 있다는 감각이 생겨난다. 그래서 스트레스에 대해 과도하게 경계함으로써 몸을 긴장하거나 호흡을 가늘게 하는 일이 사라진다. 그러면 당연히 몸도 쉽게 피곤해지지 않는다. 정신을 바짝 차려야 할 모든 상황에서 빨대 호흡이 큰 도움이 되는 것이다.

외부 세계의 정보뿐만 아니라 신체 내부의 정보에 대해서도 빨대 호흡을 사용할 수 있다. 예컨대 감기에 걸리려고 하면 몸이 으슬으슬하고, 기분도 괜히 안 좋아지는 경우가 있다.

이때 빨대 호흡을 해보자. 감기는 신체 측면에서 일종의 정화 과정이라고도 볼 수 있다. 하지만 '컨디션이 나쁘다'는 느낌에 사로 잡히는 경우가 많다. 정신을 바짝 차리고 감기와 대면한다면, 공연히 증상을 오래 끌고 가는 일은 없을 것이다.

'의욕이 생기지 않을 때'도 빨대 호흡이 효과적이다. 신경이 쓰이는 일이 많으면 업무에 집중하기가 어렵다. 이 경우 빨대 호흡으로 정신을 가다듬고 머리를 맑게 한 뒤에 일을 하면 좋다. 훨씬 더 일하기가 편해질 것이다. 하지만 자신도 모르는 사이에 언제부턴가 '한숨 쉬는 호흡'을 하지 않도록 주의해야 한다.

빨대 호흡은 단순하고 쉽다. 그렇기 때문에 여러 상황에서 다양하게 응용할 수 있다. 일상에서 꼭 시도해보기 바란다.

몸속에 사령관 셋 두기

외부 세계의 정보에 휘둘려 '머릿속이 텅 비고 자기 자신을 완전히 잃어버렸을' 때, 빨대 호흡으로 자기 자신을 다시 회복할 수 있다. 그러나 자기 자신을 완전히 잃어버리는 상황은 일상에서 흔히 일어나지는 않으며, 실제로는 좀 더 유연한 형태로 외부 환경의 영향을 받는다.

자기 자신을 완전히 잃어버릴 정도는 아닌데, 내 몸에 있는 일부를 간과하는 상황이 발생할 수 있다. 예를 들자면 다음과 같은 경우이다.

① 머리로는 납득할 수 있지만 기분이 찜찜하다.
② 의욕은 있는데 몸이 움직이지 않는다.
③ 몸은 움직이지만 머리로 생각할 여유는 없다.

이런 상황은 누구라도 경험할 수 있다. 그렇다면 신체의 어느 부분의 감각을 잃으면 이런 상태가 되는 것일까?

사람의 신체를 '머리', '가슴', '배'로 나눴을 때, ①은 머리는 있지만 가슴을 잃은 상태이고, ②는 가슴은 있지만 배를 잃은 상태이다. ③은 배는 있지만 머리를 잃은 상태이다.

즉, '부분적으로 나 자신을 잃은 상태'란 머리, 가슴, 배 중 한 부분의 의식을 잃은 상태이다.

머리, 가슴, 배는 좀 더 일반적인 말로는 '심기체心技體'로 표현할 수 있다. '심마음'은 가슴, '기기술'는 머리, '체몸'는 배에 해당된다. 이 세 가지가 모두 갖춰졌을 때, 비로소 외부 세계의 자극에 휘둘리지 않고 안정된 상태를 유지할 수 있다.

포인트는 '심기체'를 갖추기 위해 천부적 재능이나 오랜 단련이 필요한 것이 아니라는 점이다. 이 세 부위에 '의식을 갖게' 하려는 의도가 있느냐 없느냐가 중요하다. '다른 사람의 기분을 가슴으로 느끼지 못하는' 것은 성격이나 재능의 문제가 아니다. '가슴'이라는 신체 부위에 의식을 갖도록 하느냐의 여부가 중요하다. 이것은 방법만 알면 누구라도 할 수 있다.

타석에 선 고등학교 야구선수가 가슴 속에 부적을 품고 있는 이유가 있다. 기도한다는 의미도 있지만, 긴장한 나머지 사라지려 하는 가슴의 감각을 되찾아, 신체의 균형을 잡으려고 하는 것이다. 그렇다면 머리, 배, 가슴에 각각 의식을 갖도록 하기 위해서는 어떻게 해야 할까? 이제 그 방법을 차례로 살펴보자.

머릿속 사령관

먼저 '머리'에 의식을 갖도록 하기 위한 방법을 소개할 것이다. 몸에서 힘을 빼고 바른 자세를 취한다. 앉아서 해도 좋고 서서 해도 좋다. 편한 방법으로 한다.

우선 양쪽 머리 옆에 가볍게 손을 댄다. 머리에 댄 손을 기준으로 어디쯤이 머리 중심부인지 천천히 탐색해본다.

그리고 머릿속에 텅 빈 공간이 있다는 이미지를 그려본다. 공간 안에는 아무것도 없고, 바람이 통과하는 듯한 감각이 퍼져가는 것을 느껴본다.

그 감각이 느껴지면, 이번에는 머리 앞뒤에 손을 대고 똑같은 방법으로 머리 중심에서 공간이 펼쳐지는 감각을 느껴본다. 손을 머리의 양쪽 측면에 대보거나 앞뒤에 대보는 동작을 반복하다 보면, 머리 중심부의 감각이 더욱 선명해진다.

머리의 중심부에 과일 씨앗처럼 딱딱한 물질이 있다고 생각하기보다는 바람이 잘 통하는 동굴 같은 공간이 있다는 이미지를 그려본다. 머리가 가벼워지고 가슴을 답답하게 했던 고민거리가 사라

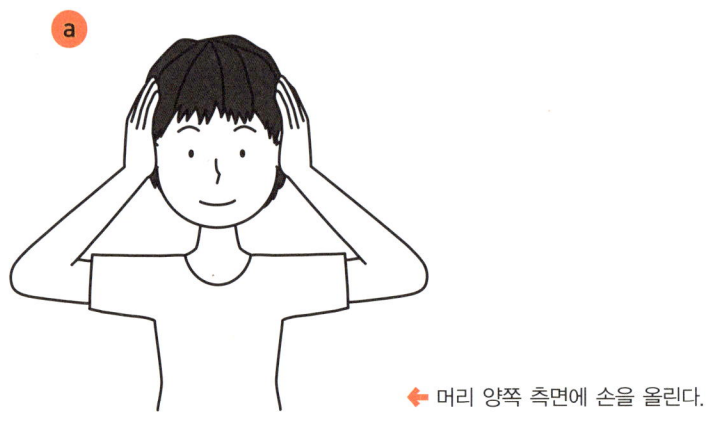

← 머리 양쪽 측면에 손을 올린다.

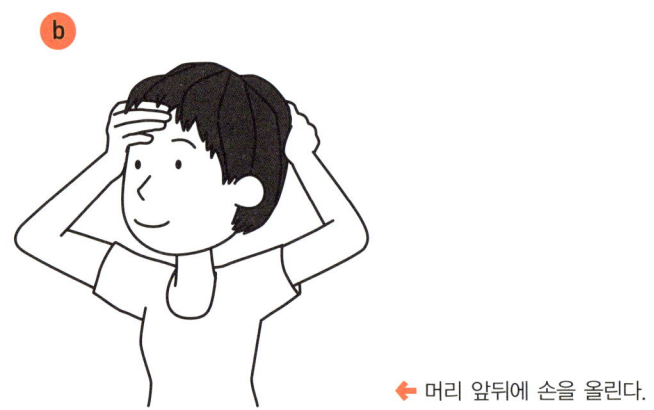

← 머리 앞뒤에 손을 올린다.

지면서 머릿속이 개운해지는 느낌을 얻을 것이다. 무엇을 하든 이 머릿속의 공간 감각을 유지해야 한다.

   이를 지속하기 위한 방법은 다음과 같다. 의자에서 일어날 때를 예로 들어보자. 먼저 머리 중심부의 공간을 의식한다. 그리고 그

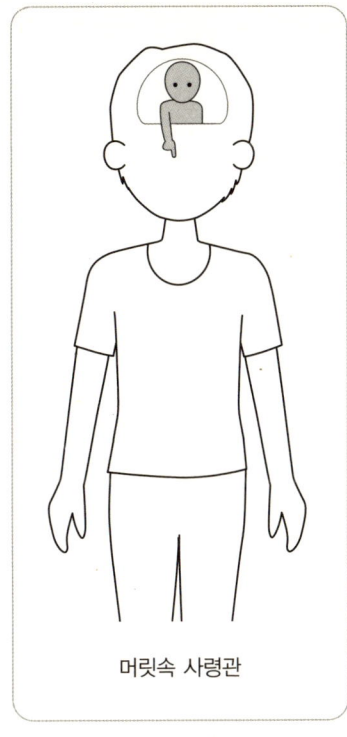

머릿속 사령관

안에 난쟁이처럼 작아진 내가 있고, 내 몸 전체에 지령을 내려 몸을 움직이게 한다는 이미지를 그린다.

난쟁이가 되어 지령을 내리는 '자신'이 바로 머릿속의 '사령관'이다. 이렇게 머릿속 사령관을 이미지화하면 항상 머리 중심부의 공간 감각을 느낄 수 있다.

걱정거리 때문에 머리가 복잡할 때는 머릿속 사령관을 떠올린다. 자신의 머릿속에 바람이 잘 통하는 동굴과 같은 공간이 있다고 느끼면, 혼란이 수습되지 않던 머릿속이 저절로 진정될 것이다. 인터넷 서핑을 오랫동안 해서 머리가 피곤할 때, 혹은 고심해도 해결책이 떠오르지 않을 때도 머릿속 사령관을 소환하기 바란다.

머릿속 중심부의 공간 감각을 느끼면, 불필요한 정보나 생각들이 머리에서 사라진다. 그러면 머릿속이 개운하고 맑아져서 머리가 피곤해지지 않는다. 걱정거리로 머리가 가득 차서 쉽게 잠들지 못하는 밤에도 머릿속 사령관은 좋은 효과를 발휘한다. 일이나 공부를 위해 머리를 쓰고 싶을 때도 머릿속 사령관을 의식하면, 두뇌 회전이 빨라져 오랫동안 명석한 상태를 유지할 수 있다.

가슴 속 사령관

다음으로 '가슴 속 사령관'을 느끼는 방법을 살펴보자. 가슴 속 사령관을 느끼는 방법은 머릿속 사령관과 동일하다.

만지는 부위는 양쪽 겨드랑이 약간 아래와 흉골胸骨, 복장뼈 앞뒤 부분이다.

가슴의 경우 자기 손으로 만지면 손목 등이 긴장할 수 있으니, 익숙해질 때까지는 타인의 손을 빌리는 것이 좋다. 또한, 머리에 비해 중심부를 찾기까지 시간이 조금 걸릴지도 모른다. 그러나 가만히 기다려보면 머리와 마찬가지로 가슴 중심부에도 바람이 잘 통하는 공간이 펼쳐지는 게 느껴질 것이다. 그리고 곧 안도감과 만족감을 느낄 수 있을 것이다.

마음에 불안과 불만의 씨앗이 생기면 가슴이 꽉 조이면서 가슴 중심부의 공간을 잃게 된다. 우리는 자주 가슴 속 공간이 붕괴되는 듯한 감각을 일시적으로 느끼곤 한다. 그런데 문제는 가슴 속 공간이 붕괴된 상태를 인식하지 못하는 데 있다.

불안하고 불만스러운 상황이 해결된 후에는 다시 평온한 상태가 되어야 한다. 하지만 붕괴된 가슴 속 공간이 회복되지 않기 때문에 안도감이나 만족감을 느낄 수가 없다. 또 가슴 속 공간이 사라지면 신체적으로나 정신적으로나 여유가 없어져 외부 세계의 사소한 정보에도 쉽게 휘둘린다. '좀 더 여유를 갖자'고 스스로 다짐한들 가슴 속 공간을 감각으로 체험하지 못하면 여유를 갖기가 어렵다.

'마음이 넓다'는 것은 그 사람의 성격을 표현하는 말이다. 하지만 그보다는 언제든지 가슴 속 공간을 느낄 수 있는 신체 상태를 의미하는 게 더 가깝다.

가슴 속 공간을 회복하기 어려우면, 일단 산이나 바다 등 자연에서 천천히 호흡하는 자신의 모습을 상상해보는 것이 좋다. 물론 실제로 그런 곳을 찾아갈 수 있다면 가슴 속 공간을 의식하기가 더 쉬워질 것이다.

대자연 속에 몸을 맡기고 무조건적으로 자연이 자신을 받아들이고 있다고 느껴보라. 그러면 가슴 속 공간을 회복할 여유가 생기면서 그곳으로 의식을 가져올 수 있을 것이다.

배 속 사령관

마지막으로 '배 속 사령관'을 느껴보자. 방법은 머리나 가슴과 같지만 배의 경우, 앉아서 하기보다는 서서 하는 것이 더 쉽다.

측면은 골반 양쪽 부분, 앞뒤로는 배꼽 조금 아래와 그 뒤쪽을 만져본다.

무도 등 동양의 신체기법身體技法에서 중시하는 제하단전臍下丹田, 즉 아랫배 부근이다. 이때 중요한 것은 살이 꽉 찬 살덩어리로 의식하지 않는 것이다. 어디까지나 바람이 잘 통하는 공간으로 의식해야 한다.

배 속 사령관을 의식하면 몸을 움직이기가 편해진다. 머릿속으로 복잡한 것을 생각하거나 기분이 가라앉아 배 속 사령관이 자리를 비우면, 몸을 편안히 움직일 수 없다.

시험 삼아 머릿속, 가슴 속, 배 속의 사령관을 의식하면서 차례대로 자리에서 일어나보자. 배 속 사령관을 의식할 때 더 빨리, 그리고 편하게 몸을 일으킬 수 있을 것이다. 또 걷는 동작에서도 배 속 사령관을 느끼면서 걸어보자. 하기 싫은 집안일이나 뒷정리를 할 때도 배 속 사령관을 의식하면, 재빨리 해치울 수 있다.

세 사령관을 연결시키다

앞에서 머리, 가슴, 배에 각각의 사령관을 두는 방법을 살펴보았다.

세 곳 모두에서 '중심부의 공간'을 느꼈다면 제대로 한 것이다.

여러 사람에게 권해본 결과, 머릿속 공간은 그런대로 느껴지는데 가슴이나 배의 속 공간은 잘 느껴지지 않는다고 하는 경우가 있었다. 그렇게 느끼는 데에는 다 이유가 있다.

'신체를 의식하는' 일이 익숙해지기 전에는 신체의 감각을 머리로 생각하고 탐색하게 마련이다. '가슴의 중심? 음, 어떤 느낌일까?'라며 생각에 잠겨버린다. 이렇게 되면 대부분의 의식이 머리로 집중되어 머리 외의 부분으로 의식이 향하지 않는다.

머리로 골똘히 생각한 나머지 '사고 모드'로 들어가면, 머리의 무게가 신체를 앞으로 쏠리게 만든다. 그 결과 가슴과 배에 압박이 가해져 그 안의 공간을 느끼기가 어려워진다.

이런 문제를 해결하기 위해 다음과 같은 방법을 시도해보자.

'배가 아래에서 머리를 떠받치고 있다'고 생각하는 것이다. 그러면 신체를 느끼려고 열중하느라, 머리에서 떠나지 않았던 의식이 배로 내려올 것이다. 그리고 그 감각은 자연스럽게 배 속 사령관이 된다.

'가슴이 아래에서 머리를 떠받치고 있다'고 생각하는 것도 효과적이다. 그러면 자연스럽게 목이 늘어나면서 머리가 가벼워지고, 머리에 있던 의식이 가슴으로 내려오는 것을 느낄 수 있을 것이다.

가슴은 감각을 갖기가 상당히 어려운 부위이다. 이 때문에 가슴 자체를 느끼려 하기보다는 머리나 배와의 관계 속에서 의식하는 것이 더 효과적이다.

이때 '배가 아래에서 가슴을 떠받친다'는 이미지가 도움이 되기도 한다. 우리는 마음이 동요할 때, 요동치는 가슴을 억누르고 아무렇지도 않은 척하려고 한다. 이렇게 하면 일시적으로, 그리고 표면적으로는 마음이 가라앉을지 모른다. 그러나 미처 해소되지 못한 긴장은 몸속에 갇혀 엄청난 스트레스로 남게 될 것이다.

배가 아래에서 가슴을 떠받치면, 가슴은 안정적으로 자신의 감정을 해방시킬 수 있고, 스트레스를 몸속에 가둬두지 않는다. 이 때문에 몸과 마음이 개운해져서 쉽게 피곤해지지 않는다.

또 요통이 있는 사람은 '배가 아래에서 상반신을 떠받치고 있다'는 감각을 가짐으로써 허리에 부담을 주지 않는 신체 균형을 회복할 수 있다. 그래서 요통이 개선되기도 한다.

사령관 셋을 연결하고자 할 때 '아래에서 위를 떠받친다'는 감각을 갖는 것이 핵심 포인트이다.

커뮤니케이션이 원활해지다

다른 사람과 대화를 할 때 종종 '핀트가 어긋났다'고 느낄 때가 있을 것이다.

아내가 고민을 터놓았을 때 성심성의껏 대답했다고 생각했는데, 그 대답이 도리어 아내를 화나게 할 때가 있다. 그래서 왜 화를 내느냐고 물어 아내의 화를 돋운 적이 있을 것이다.

이처럼 누구나 상대와 대화할 때 초점이 맞지 않는다고 느끼는 경험을 한다. 왜 그럴까?

여러 가지로 해석할 수 있지만, 나는 서로가 각각 다른 사령관을 통해 대화를 하기 때문이라고 생각한다. 일반적으로 여성은 '가슴 속 사령관'으로 하는 대화를 선호한다. 반면, 남성은 '머릿속 사령관'으로 대화를 하는 경향이 있다.

상대방이 가슴 속 사령관으로 물으면 나 역시 가슴 속 사령관으로 대답해야 한다. 그런데 머릿속 사령관으로 대답하기 때문에 핀트가 어긋나는 것이다. 남성들은 "감정적으로 이야기하는 여자들과는 대화하기 어렵다"고 말하고, 여성들은 "논리를 따지는 남자들과는 대화를 하기가 힘들다"고 말한다.

그러나 어렵게 생각하지 않아도 된다. 자신의 생각을 효과적으로 표현하는 '대화의 기술'에 관한 이야기가 아니다. 이는 '신체의 어디에 의식을 갖고 있느냐'의 문제일 뿐이다.

상대방의 가슴에서 나온 이야기를 머리로 받아들이면 어떻게 될까? 상대의 마음을 잘 헤아려서 대답하려고 해도 본질에서 벗어날 수밖에 없을 것이다.

상대방의 가슴에서 나온 말은 가슴으로 받아들여 대답해야 한다. 다시 한 번 강조하지만 이는 표현력이나 성격의 문제가 아니다. 신체가 갖고 있는 의식 구조의 문제이다.

보디워크 시술자로서 고객들과 대화를 할 때, 나는 늘 '이 분은 어떤 사령관으로 대화하려 하나?'를 생각한다.

'그런 걸 어떻게 알 수 있나?'라고 생각할 수도 있을 것이다. 하지만 사령관 셋을 의식하고 있다면, 상대가 어떤 사령관을 통해 대화하는지 어느 정도 파악할 수 있다. 또 정확히는 모를지라도 내 안에 사령관 셋을 준비해둔다면, 어떤 상황에서든 무난하게 대화를 이어나갈 수 있다.

보디워크 시술자로 일을 시작했을 때에는 사령관 셋에 대해 잘 알지 못했다. 그래서 당시에는 고객들의 이야기를 따라가다 쉽게 피곤해지곤 했다. 하지만 지금은 사령관 셋을 늘 의식할 수 있기 때문에 고객들과의 대화에서 본질에 어긋나는 일이 없다. 무엇보다 머리로만 대화를 하지 않게 되었다.

사령관 셋이 내 몸에서 사라질 것 같을 때는 각각의 사령관이 살고 있는 부위를 가볍게 손으로 만지면서 확인해보는 것이 좋다. 크리스천이 성호를 그을 때와 같은 동작으로 말이다.

나는 커뮤니케이션에 자신이 없다고 말하는 고객들에게 이 방법을 적극 권장한다. 그리고 모두가 효과를 실감하고 있다. 사령관 셋을 의식함으로써, 커뮤니케이션 기술이 어떻게 변해가는지 직접 느껴보기 바란다.

내 몸에 중심축이 만들어진다

사령관 셋을 느끼는 것은 다시 말해 머리, 가슴, 배에 각각 의식을 갖는다는 뜻이다. 하지만 이때 사령관 셋을 각각 의식하는 것보다는 동시에 의식하는 것이 더 효과적이다.

사령관 셋을 동시에 의식하면 '심기체'가 균형 잡히기 때문에 외부 세계의 정보에도 쉬이 휘둘리지 않는다. 그렇다고는 하지만 실상, 사령관 셋을 동시에 의식하기가 어렵다고 느끼는 사람도 있을 것이다.

시험 삼아 지금 사령관 셋을 동시에 느껴보기 바란다. 동시에 느끼기 어렵다면 각각의 부위를 순서대로 손으로 만져보자. 그러면 자연스럽게 사령관 셋이 세로로 연결되어, 신체의 중심축이 관통하는 듯한 느낌이 들 것이다.

여기서 말하는 '축'은 '몸의 중앙을 위아래로 관통하는 중력선中力線'을 뜻한다. 스포츠 분야에서 "저 선수는 중심축이 잘 잡혀 있다"고 표현할 때의 그 축을 의미하는 것이다.

사령관 셋을 의식하면 그들이 위아래로 자연스럽게 연결되면서 몸에 축이 만들어지고, 그 축이 신체를 관통한다. 그러면 몸 전체가 안정되기 때문에 신체의 중심축을 계속 유지할 수 있다.

아무리 공간 감각을 가지려고 노력해도 신체가 불안정한 상태에서는 신체를 지탱하기 위해 많은 에너지를 소모할 수밖에 없다. 그러면 중심축을 느낄 여유도 사라진다.

사령관 셋이 모두 있는지를 확인하려면 몸에 중심축이 잘 잡혀 있는지 확인해보면 된다. 사령관이 하나라도 사라지면 축이라는 감각이 함께 사라질 것이기 때문이다.

특히 가슴 속 사령관에 의식을 집중해야 한다.

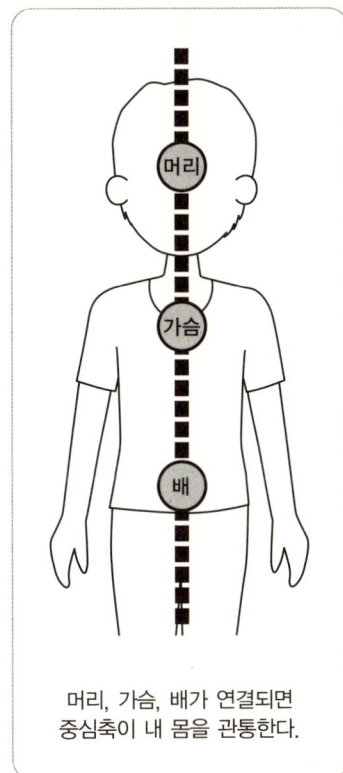

머리, 가슴, 배가 연결되면 중심축이 내 몸을 관통한다.

머리가 '사고', 가슴이 '감정 및 기분', 배가 '신체 및 행동'과 관련된다고 할 때, 바쁜 일상 속에서 가장 간과하기 쉬운 것이 가슴의 감각이다. 특히 남성들은 가슴의 감각이 부족하기 때문에 의식적으로 주의를 기울여야 한다.

신체 감각으로서 가슴을 의식함과 동시에 '지금 나는 어떤 기분인지'를 자문하는 것도 가슴의 감각을 인지하는 데 도움이 된다.

신체에서 가슴의 감각이 사라지면 만족감을 느낄 수 없다. 그러면 무슨 일을 하든지 만족감이 없기에 스트레스가 잘 쌓일뿐더러 쉽게 피곤해진다. 가슴의 감각이 없는 상태에서는 머리도 제대로 사용하기 어렵다. 과거에 대한 후회나 미래에 대한 불안감이 머릿속에 가득해서 '지금 여기에 있다'는 선명한 상태에서 사고하지 못한다. 또 가슴의 감각이 없는 상태에서는 배를 사용해서 몸을 움직일 수도 없다. 몸을 움직이려는 의욕이 생기지 않기 때문이다.

가슴을 중심으로 사령관 셋을 갖게 되면 이들이 자연스럽게 연결되어 흔들림 없이 안정적인 축이 형성될 것이다.

A Healthy Body that doesn't get exhausted 3
내 몸의 중심이
정해져 있는가?

내 몸과 외부 세계 사이의 거리감

3장에서 '외부 세계의 정보를 받아들인다는 생각으로 센서를 작동시키면, 외부 세계와 편안한 관계를 맺을 수 있다'고 설명했다. 이는 눈, 귀 등 '외부 세계의 정보를 받아들이는 센서'를 작동시키는 방법에 관한 것이었다.

이에 반해 4장 전반부에서는 '받아들이기 싫은 정보 때문에 나 자신을 잃어버리지 않도록 내 몸의 감각을 가질 수 있어야 한다'고 설명했다. 이를 위해 '빨대 호흡'과 '사령관 셋'을 통해 내부의 센서를 작동시키는 방법을 소개했다.

그렇다면 여기에서 문제는 '받아들이고 싶은 정보인지 아닌지를 어떻게 판단할 수 있을까?'이다. 정보가 몸 안으로 들어와서 신체가 경직되었을 때 비로소 '이것은 받아들이고 싶지 않은 정보야'

라고 깨닫게 되기 때문이다.

따라서 몸과 마음이 받을 충격을 최소화하기 위해서는 받아들이고 싶은 정보인지 아닌지를 좀 더 빨리 파악할 수 있어야 한다.

그러기 위해서는 먼저 외부 세계의 정보에 대해 신체가 어떻게 반응하는지를 알아야 한다. '외부 세계의 정보를 받아들이는 센서'와 '자신의 신체 내부를 느끼는 센서'를 동시에 작동시켜야 한다는 말이다. 이를 위해서는 외부 세계에 의식을 향하고 동시에 자신의 몸도 계속 관찰해야 한다. 그러나 이것은 쉬운 일이 아니다. 인간의 감각은 주관적이고 모호하기 때문에 신체 외부에서 일어나는 일과 내부에서 일어나는 일을 명확히 구분하지 못한다.

예컨대 심기가 불편해 보이는 사람이 눈앞에 있기만 해도 덩달아 기분이 나빠진다. 혹은 텔레비전에서 흘러나오는 비참한 사고 소식을 접하면 기분이 나빠진다.

이처럼 신체는 몸 바깥에서 발생한 일을 자신의 몸 안에서 일어난 일처럼 느끼는 경향이 있다. 그 결과 몸과 마음은 외부 세계의 정보에 휘둘리고 흔들린다. 그렇게 자신과 직접적 관련이 없음에도 동요되어 쉽게 피곤해진다.

그렇다면 외부 정보에 '흔들리지 않기' 위해서는 어떻게 해야 할까?

내 몸과 외부 세계 사이의 '거리감'을 명확히 가지면 된다. 그러면 내 몸 바깥에서 일어나는 일과 안쪽에서 일어나는 일을 구분할 수 있다. 그리고 외부 세계의 정보에 필요 이상으로 휘둘리지 않게 된다. 또한 외부 세계의 부정적 정보를 내 안의 긍정적 에너지로 바꿀 수 있다. '거리감'이라는 개념을 나는 마음가짐 혹은 이미지가 아니라 구체적 신체 감각으로 느끼게 해주는 운동법으로써 소개할 것이다.

팔로 거리감을 파악한다

갑작스러운 정전으로 주변이 캄캄해져서 아무것도 보이지 않는다고 상상해보자. 아마도 가장 먼저 손으로 주변을 더듬어서 근처에 무엇이 있는지를 확인할 것이다. 왜 그럴까?

손으로 주변을 탐색하는 이유는 정전으로 시각 정보가 갑자기 사라지면서 내 몸과 주변 세계 사이의 위치 관계를 파악할 수 없게 되었기 때문이다. 즉, 손으로 주변을 탐색하는 것은 손의 감각으로 주변 세계를 확인하고, 이를 통해 내 몸의 위치를 확인하기 위한 행동이다.

이때 우리가 확인하는 것은 나와 주변 세계 사이의 '거리'이다. 나와 주변 세계 사이의 거리를 확실히 인식하면 '이 정도라면 움직여도 부딪히지 않으니까 괜찮아'라는 정보 인지로 몸을 안심시킬 수 있다.

거리를 감지하는 감각을 여기서는 '거리감'이라고 하자. 거리감은 시각이나 청각을 통해서도 느낄 수 있다. 하지만 신체에 가장 직접적으로 전달되는 느낌은 손을 포함한 팔로 느낄 수 있다.

아기들은 손으로 몸 주변에 있는 것을 만지면서 자신과 외부 세계 사이의 거리감을 파악한다. 그리고 이를 통해 자신의 몸에 대해 깊이 인식한다. 그러나 성인인 우리는 눈으로만 거리감을 파악하는 경우가 많다. 그래서 거리감을 파악하는 팔의 기능이 퇴화되었다. 이는 외부 세계에 대해 우리의 신체가 무방비로 노출되어 있다는 것을 의미한다.

거리감을 파악하면 두 가지 이점을 얻을 수 있다. 첫 번째로, 자신의 위치를 확인할 수 있기 때문에 자신의 몸을 확실히 느낄 수 있다. 자신의 신체 내부를 느끼는 센서가 잘 작동되는 상태가 되는 것이다. 두 번째로, 거리감을 확인하면 외부 세계와 나 자신이 명확히 구분된다. 이 때문에 외부 세계를 좀 더 객관적으로 선명히 볼 수 있다. 이것은 외부 세계의 정보를 받아들이는 센서가 잘 작동된 결과이다.

외부 세계와 나 사이에 거리감을 파악하면 자신의 몸과 외부 세계를 동시에 파악할 수 있어 둘 사이의 구분이 명확해진다. 그러면 외부 세계에서 일어나는 일을 자기 몸 안에서도 일어난다고 착각하거나 휘둘림으로써 자기 자신을 잃어버리는 상황을 피할 수 있다. 몸과 마음이 흔들리지 않는 상태에서 지낼 수 있기 때문에 당연히 쉽게 피곤해지지 않는다.

거리감을 파악하기 위한 운동법

이제 거리감을 실제적으로 직접 느껴보자.

먼저 편하게 책상 앞에 앉는다. 그리고 책상에서 30센티미터 정도 떨어진 위치까지 의자를 뺀다. 다음으로 책상 끝에 한쪽 손을 가볍게 올려놓는다. 왼손이든 오른손이든 상관없이 편한 쪽을 택하자. 어깨나 손목에 힘이 들어가지 않도록 하기 위해 손을 어떻게 올려놓는 게 좋을지 여러 가지로 생각해본다. 책상 위에 가볍게 손을 올려놓을 수 있다면 어떤 식으로 손을 올려놓든 자유이다.

손을 올려놓는 위치가 정해지면 이번에는 책상 위에 올려놓은 손과 내 몸의 중심이 하나의 선으로 연결되어 있는 이미지를 그려본다. 몸의 중심을 가슴 속으로 정해도 되고 아랫배 중심으로 해도 된다. 여기서는 가슴 중앙을 몸의 중심이라 보고 설명을 이어갈 것이다.

내 몸과 책상이 양쪽 끝에 화살표가 있는 하나의 선으로 연결되어 있다고 생각하면 '책상과 나 사이의 거리를 파악'하는 것이 어떤 느낌인지 쉽게 이해할 수 있을 것이다.

다음으로 책상과 내 몸_{가슴의 중심} 사이의 거리, 즉 앞서 이미지로 그려낸 선의 길이를 일정하게 유지하려고 의식한다. 선 대신 가느다란 막대기 같은 이미지를 떠올리면 '거리를 유지한다'라는 감각을 느끼기가 쉽다. 가슴과 책상 사이에 가느다란 막대기를 가볍게 끼워넣고, 그것을 떨어뜨리지 않도록 일정한 거리를 유지한다고 생각하는 것이다.

거리를 유지하기 위해 팔의 기능이 활성화되고 있다는 점에 주의를 기울이기 바란다. 이것이 바로 팔에 의한 '거리감 센서'가 작동된 상태이다. 이때 책상에 올려놓은 손을 내려다보면서 눈으로도 책상과 몸 사이의 거리를 확인해보자. 팔로 느낀 거리감은 눈으로 확인할 때 더욱 명확해진다. 책상이라는 대상과 내 몸 사이에 일정한 거리가 있고, 이 둘은 각각 별개의 것이라는 감각이 생겨나면서 내 몸의 감각을 더 분명히 인식할 수 있다. 이 감각을 잘 기억해두기 바란다.

거리감 센서가 작동될 때 몸이 이완되면서 안정된 느낌이 들 것이다. 몸의 중심축이 느껴질 수도 있다.

이제 앞서 이미지화한 거리감의 막대기를 제거해보자. 책상 위에 올려놓은 손에도 시선을 두지 않는다. 팔의 감각이 사라지면서 책상 쪽으로 몸이 약간 쏠릴 것이고, 자세가 흐트러지면서 몸의 중심축이 사라질 것이다.

이제 다시 한 번 책상과 나 사이의 '거리감'을 파악하면서 팔의 감각을 되찾아보자. 책상 위에 올려놓은 손도 눈으로 확인한다. 몸이 안정될 뿐만 아니라 머리도 맑아질 것이다.

'책상 위에 손을 올려놓고 몸을 지탱하고 있는 거니까 안정되는 건 당연한 일 아냐?'라고 생각할 수도 있다. 그렇다면 이번에는 책상을 약간 민다는 느낌으로 책상 위에 손을 올려놓고 몸을 지탱해보자. 책상을 미는 힘에 대한 반작용으로 몸은 반듯해질지 모르나 어깨나 팔이 긴장될 것이다. 또 그 긴장감이 몸 전체에 확산되면서

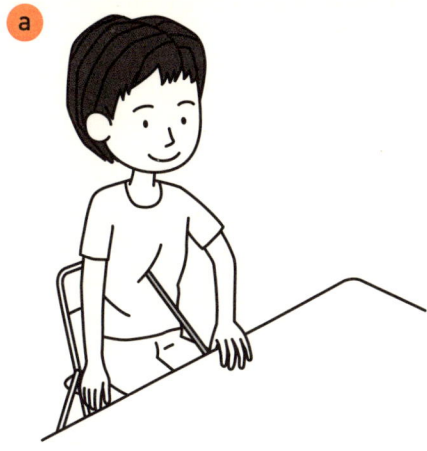

⬆ 책상과 나 사이의 거리를 재는 막대기가 있다는 이미지를 떠올린다.

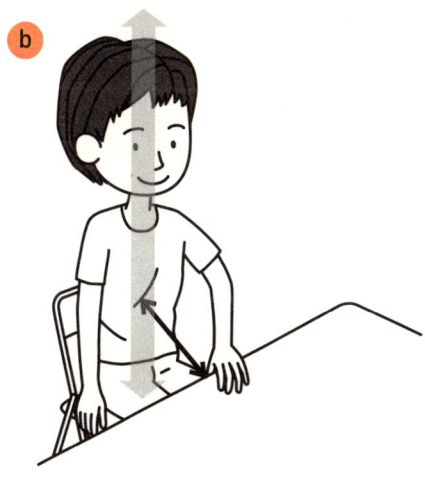

⬆ 양끝에 화살표가 있는 하나의 선을 이미지화하면 거리감이 생겨나고, 내 몸의 중심축 감각이 분명해진다.

몸이 오히려 경직될 것이다. 이 상태에서는 금세 지쳐버리기 때문에 오랫동안 바른 자세를 유지할 수가 없다.

한편 거리감 센서인 팔을 작동시켜 몸의 중심축을 만들어내면, 몸이 긴장하지 않으므로 오랫동안 편안한 상태를 유지할 수 있다. 또 어느 정도 익숙해지면 직접 손을 대지 않고도 '거리감을 갖자'라고 생각하는 것만으로도 팔 센서가 활성화된다. 그 때문에 거리감을 파악하기 위한 운동법을 실시했을 때와 동일하게 몸이 반응할 것이다.

이를 통해서도 거리감을 파악할 때 몸을 지탱하기 위해 팔을 사용하는 게 아니라는 사실을 깨달을 수 있다.

외부 세계를 선명하게 느끼는 법

'거리감을 가지면 내 몸의 감각은 분명해지겠지만 대상을 나에게서 멀어지게 하기 때문에 외부 세계를 제대로 못 보게 되는 건 아닐까?'

이렇게 생각하는 경우가 많지만 사실은 정반대이다. 여기서는 그것을 직접 느껴보자.

책상 위에 양손을 편안히 올려놓고 글자가 적힌 종이 혹은 책을 손에 든다. 그리고 종이와 자신의 미간 사이에 '거리감의 막대기'가 있다는 이미지를 떠올리며 종이와 나 사이의 거리를 유지한다. 이때 글자가 어떻게 보이는지도 기억해두자. 또 종이에 적힌 내용이 자연스럽게 머리에 들어오는지도 확인해두자.

이번에는 종이를 책상 위에 두고 손은 책상 아래로 내려놓는다. 그 상태로 종이에 적힌 내용을 읽어보자. 아마 글자가 흐릿하게 보이고 내용도 머리에 잘 안 들어오지 않을 것이다. 다시 한 번 손으로 종이를 들고 거리감을 되찾으면, 그 차이를 분명히 느낄 수 있다.

사실 우리는 평소에도 종이에 적힌 정보를 읽을 때, 팔에 의한 거리감 센서를 작동시키고 있다. 책상 위에 신문을 올려놓고 보다가도 꼼꼼하게 읽고 싶은 기사가 있을 때는 자기도 모르게 신문을 들고 본다. 종이에 적힌 문자 정보보다 컴퓨터 모니터 화면의 문자를 볼 때 더 쉽게 지치는 이유는 손에 들고 볼 수 없는 만큼 거리감을 갖기 힘들기 때문일 수 있다.

외부 세계는 종이나 책처럼 늘 손에 들고 볼 수 있는 대상이 아니다. 하지만 외부 세계와 나 사이의 거리감을 파악하면 외부 세계의 정보를 좀 더 선명히 받아들일 수 있다.

예를 들어 사람들과 마주 보고 있을 때, 상대방과 나 사이에 거리감의 막대기가 있다고 생각해보자. 상대방의 표정이나 움직임이 더 선명하게 눈에 들어올 것이다. 이처럼 자세히 관찰하고 싶은 대상이 있을 때는 거리감의 막대기를 머릿속에 그려보자. 그러면 외부 세계를 보는 방식이 바뀔 것이다.

불편한 대상을 대하는 법

'거리감 갖기 운동법'을 통해 몸과 마음이 안정되고 동시에 외부 세계도 선명히 볼 수 있게 되었다면 여기서 한 걸음 더 나아가자.

앞서 '책을 읽을 때는 자연스럽게 팔로 거리를 파악하고 있다'라고 설명했듯이, 우리는 평소 무의식중에 외부 세계와 적절한 거리를 유지하며 관계를 맺고 있다.

그러나 거리감을 잃기 쉬운 대상이 두 가지 있다.

하나는 내가 '좋아하는 대상'이다. 좋아하는 대상에게는 가까이 가고 싶고, 그 대상과 하나가 되고 싶다는 충동을 갖는다. 하지만 긍정적 에너지를 얻을 수 있는 대상에 대해서는 거리감을 잃어도 기본적으로는 큰 문제가 되지 않는다.

또 하나는 '불편한 대상'이다. 이 경우 거리감을 잃으면 문제가 발생한다. 예를 들어보자. 심기가 불편해 보이는 사람이 눈앞에 있는 것만으로도 덩달아 기분이 나빠지는 경우가 종종 있는데, 그 이치를 거리감을 통해 설명하면 다음과 같다.

심기가 불편해 보이기 때문에 그 사람의 일에는 깊이 관여하고 싶지 않다고 생각한다.

↓

관여하고 싶지 않기 때문에 되도록 그 사람의 존재를 무시하려고 한다.

↓

그 사람의 존재를 무시하기 때문에 그 사람과 나 사이의 거리감이 사라진다.

↓

거리감이 사라지면 상대방이 내 몸 안으로 파고 들어오는 것 같은 기분이 든다. 그래서 내 몸의 감각과 상대방의 몸의 감각을 구분할 수 없게 된다 감각의 일체화.

↓

자신의 몸을 지탱하고 있는 신체 감각이 흐려지기 때문에 몸의 안정감을 잃는다. 그리고 외부 세계로부터 전달된 불쾌감이라는 부정적 감각에 사로잡혀 나 자신도 불쾌감을 느낀다.

↓

상대가 내 안으로 파고들어와 일체화되었기에 상대방이 눈앞에서 사라진 뒤에도 불쾌감이 계속 남는다.

거리감을 잃으면 냉정한 눈으로 상대방을 볼 수 없기 때문에 상대의 불쾌한 감정이 필요 이상으로 증폭되어 전해지는 악순환에 빠진다. 이처럼 불편한 대상을 대할 때 발생하는 악순환의 고리를 끊어내기 위해서는 반드시 거리감을 명확하게 파악해야 한다.

그렇다면 실제로 어떻게 해야 하는지 살펴보자.

여기서는 그 대상을 '늘 화만 내는 무서운 상사'라고 가정해보자. 그런 사람이 직속 상사라면, 집에 돌아와서도 그 사람 생각이 머리에서 떠나지 않을 것이다. 그 때문에 늘 마음을 놓을 수 없게 되어 몸이 녹초가 돼버린다.

이제 앞서 설명한 것처럼 손으로 만져 거리감을 파악하는 운동법을 실시해보자. 하지만 이번에는 책상이 아닌 벽을 사용한다. 어떤 대상을 똑바로 바라보면서 그 대상과의 거리감을 파악하기 위해서는 벽을 사용하는 것이 더 효과적이다.

먼저 벽에서 50~70센티미터 정도 떨어진 곳에 서서 가슴 바로 앞 벽에 가볍게 손을 올려놓는다. 책상을 사용했을 때와 마찬가지로 손목이나 어깨에 힘이 들어가지 않도록 손목과 팔뚝의 각도를 조정해보자. 손바닥 전체를 벽에 딱 붙일 필요는 없고, 책상 위에 손을 올려놓았을 때처럼 벽 위에 손바닥 전체를 가볍게 올려놓는다.

이제 손바닥과 가슴 사이에 거리감의 막대기가 생겼다고 생각해보자. 안정감이 느껴졌다면 손을 올려놓은 벽 부분에 상사의 얼굴이 있다고 생각해보라. 불편한 마음이 들게 하는 상사의 얼굴이 떠오르면서 마음의 동요로 거리감의 막대기를 잃어버릴 수도 있다.

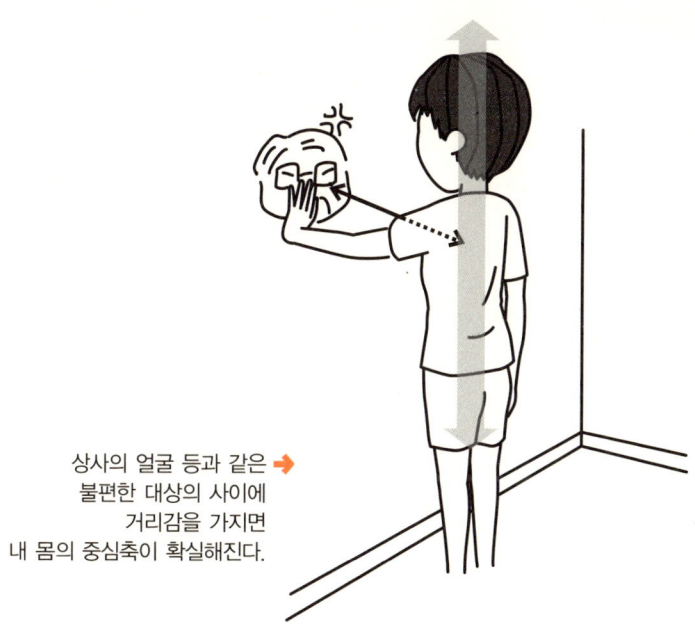

상사의 얼굴 등과 같은 불편한 대상의 사이에 거리감을 가지면 내 몸의 중심축이 확실해진다.

그러나 팔의 감각을 좀 더 확실히 유지하고 손 너머로 보이는 상사의 얼굴과 나 사이의 거리를 유지해보자.

잠시 그 상태를 유지하면, 하나의 중심축이 몸을 관통할 것이다. 그리고 중심축이 잡힌 상태에서 상대방의 얼굴을 똑바로 볼 수 있을 것이다. 자신의 감각 속으로 파고들었던 대상을 몸 밖으로 내보내고 몸의 중심축을 되찾으면, 우리 몸은 안정되고 불안감이 약해지면서 마음이 차분해진다.

이제 몸과 마음에 일어난 변화를 관찰해보자. 불편하다고만 생각했던 상사의 얼굴도 '자세히 보니 늘 화만 내는 사람은 아니구나'

라는 생각도 들 수 있고, 또 '생각했던 것보다 두려운 얼굴이 아니구나'라고 느낄 수도 있다. 또 그 사람이 왜 화를 냈는지에 대해서도 예전보다는 조금 더 넓은 관점에서 생각할 수 있다. 그 결과 '화를 낼 수밖에 없었던 상황이었구나'라며 상대를 이해할 수도 있다. 그러면 적어도 눈앞에 있지도 않은 상대에게 지레 겁을 먹고 쓸데없이 불안에 떨 일은 사라질 것이다.

이제 두 번째 단계로 넘어가자.

벽을 사용한 거리감 잡기 연습을 통해 상대와 일체화되지 않고 냉정히 그 사람을 파악할 수 있게 되었다면, 이번에는 실제로 눈앞에 있는 사람과 나 사이의 거리감을 파악하는 연습을 해보자. 물론 이때는 직접 손으로 대상을 만져볼 수가 없기 때문에 상대와 나 사이에 거리감의 막대기가 있다는 이미지를 떠올리는 방법을 사용해야 한다. 그리고 무슨 일이 있어도 이 막대기의 길이를 일정하게 유지한다고 생각해야 한다. 그렇게 할 수만 있다면, 몸의 중심축을 확실히 유지한 채 냉정하게 그 사람을 바라볼 수 있다.

이렇게 거리감만 잘 유지하고 있으면 상대방이 화를 내더라도 나 자신을 잃어버리지 않을 수 있다. 또 상대방을 똑바로 바라볼 수 있기 때문에 필요 이상으로 불안해하거나 두려워하지 않을 수 있다.

거리감을 잃고 상대방을 냉정히 바라보지 못하면 내 몸의 감각을 잃어버리기 때문에 그 자리에서 도망치지도, 그 사람에게서 자신의 몸을 지키지도 못하는 상태가 된다. 결국 갑옷이 모두 벗겨진 것 같은 무방비 상태가 되어 그 사람으로부터 큰 상처를 입게 될 위험이 있다.

그러나 그 사람과 나 사이의 거리감을 유지하고 상대방을 냉정하게 바라보고 있다면, 자기 자신을 잘 지켜낼 수 있다. 그리고 상대방이 화를 내고 있는 순간에는 불쾌감을 느낄지 몰라도, 그 사람과 나 사이의 거리감만 유지하고 있다면 상대방이 사라진 다음에는 불쾌했던 감정들을 모두 떨쳐버릴 수 있다. 이처럼 불쾌한 감정에 오랫동안 사로잡혀 있는 일이 없기 때문에 쉬이 피곤해지지 않는다.

'거리감 갖기'는 여러 상황에서 응용할 수 있다.

사례 1 소음 때문에 집중할 수가 없어 짜증 난다.

소음이 나는 현장과 자신의 몸 사이에 막대기가 있다는 이미지를 떠올리며 거리감을 갖자. 소음 때문에 짜증이 나는 이유는 그 소음이 머릿속에서 울린다고 느끼기 때문이다. 멀리 떨어진 곳에서 나는 소리라는 것을 인식하면 몸은 크게 영향을 받지 않는다.

사례 2 불편한 상대와 식사하면 음식이 맛없게 느껴진다.

상대방과 자신의 몸 사이에 거리감을 갖자. 음식이 맛없게 느껴지는 이유는 불편한 상대에게 느낀 불쾌감이 자신의 배 속으로 들어왔기 때문이다.

두 경우 모두 대상과의 거리감을 유지하며 상대방과 자신을 일체화하지 않는 것이 포인트이다. 눈앞에 있는 대상을 냉정하게 파악해 '저것은 내 몸 밖에서 일어나는 일'이라는 사실을 명확히 인식하는 것이 중요하다.

마음에 걸리는 일이나 신경 쓰이는 일이 있을 때, 그것을 '안 들리는 척', '안 보이는 척'해봐야 아무것도 해결되지 않는다. 그것들은 무시하면 할수록 점점 더 자신의 감각 속으로 파고들기 때문이다.

나 자신의 문제와 마주하는 법

몸과 마음이 흔들리고 안정되지 않는 이유는 외부 세계에만 그 원인이 있는 것이 아니다.

'속이 메슥거려 신경이 쓰여.'

'허리가 뻐근해 신경이 쓰여.'

'걱정거리가 머리에서 떠나지 않아.'

몸의 문제부터 마음속 걱정거리까지, 몸과 마음이 흔들리는 원인은 우리 안에도 존재한다. 자기 자신의 문제 때문에 몸과 마음이 흔들리는 경우에는 그것들로부터 도망칠 수가 없는 만큼 심신의 피로가 더욱 증대된다. 이런 문제에 대해서도 '벽을 사용해서 대상과 나 사이의 거리감을 파악하는 방법'을 응용할 수 있다.

예를 들어 속이 메슥거려 신경이 쓰인다면 손을 올려놓은 벽 부분에 '메슥거리는 위'의 이미지를 그려보고, 메슥거리는 위와 나 사이의 거리감을 의식해보는 것이다.

'거리를 두는 대상이 내 몸 안에 있는데 어떻게 거리감을 가질 수 있겠어?'라고 생각하는 사람도 있을 것이다. 그러나 내 몸 안의 대상과 나 사이에 거리감을 갖는 것인 만큼, 거리감을 파악해야만 몸의 중심축이 잘 잡힌다.

스스로 중심축을 세우려고 의식하기보다는 거리감 갖기 연습을 통해 몸의 축이 저절로 잡힐 때까지 기다리는 것이 포인트이다. 몸에 중심축이 잡히고 그 축이 바로 선 느낌이 들었다면, 중심축과 대상 사이의 거리감을 확인하면서 대상을 냉정하게 응시해보라. 몸 안에서 무슨 일이 일어나든 그것이 몸의 중심축을 뒤흔들 정도의 자극은 아님을 깨닫고, 결국 몸과 마음이 안정을 되찾을 것이다.

몸 안에서든 밖에서든 무언가가 몸과 마음의 안정을 뒤흔들 때는 그것과의 거리감을 유지하고, 흔들림 없는 내 몸의 중심축을 다시 한 번 의식해보자.

이것은 마음가짐이나 정신론의 문제가 아니다. 거리감이라는 우리 몸의 센서를 작동시키는 방법의 문제이다. 그리고 이것은 연습만 하면 누구나 할 수 있는 방법이다.

머리가 맑아지고, 몸이 편안해지는 법

여기서 한 가지 실험을 더 해보자. 책상에서 조금 떨어진 곳에 앉아 이번에는 양손을 책상 끝에 가볍게 올려놓는다. 양손 사이의 간격은 50~70센티미터 정도가 적당하다. 양손을 편안하게 올려놓을 수 있을 정도면 된다. 그리고 이번에는 가슴과 왼손, 가슴과 오른손 사이에 거리감의 막대기가 각각 하나씩 놓여 있다는 이미지를 떠올린다. 그리고 양손을 동시에 내려다보면서 눈으로 거리감을 확인한다.

이때 몸 상태는 막대기가 1개였을 때보다 중심축이 더 분명해져 몸의 편안한 지탱이 가능해졌을 것이다. 두 대상과의 사이에 거리감을 가지면, 머리가 더 맑아지고 두뇌도 각성된다. 이런 상태라면 외부 세계의 어떤 정보에도 휘둘리거나 흔들리지 않을 것이다.

그렇다. 대상들과의 거리감만 인식하고 있다면, 자신을 둘러싼 대상이 많아질수록 자신의 몸과 마음을 안정시킬 수 있다. 손으로 직접 만질 수 있는 대상은 두 개뿐이지만, 직접 만지지 않더라도 막대기 이미지만 떠올린다면 어떤 대상과의 사이에서도 거리감 유지가 가능하기 때문에 얼마든지 그 대상을 늘릴 수 있다.

앞뒤·좌우·위아래, 모든 방향에 있는 대상과의 사이에서 거리감을 의식해보자. 대상이 늘어날수록 중심축이 더욱 분명해지면서 몸이 가벼워지고 머리도 맑아진다. 무도에서 말하는 '빈틈없는' 상태, 어느 방향에서 적이 공격해오더라도 바로 대응할 상태가 되는 것이다.

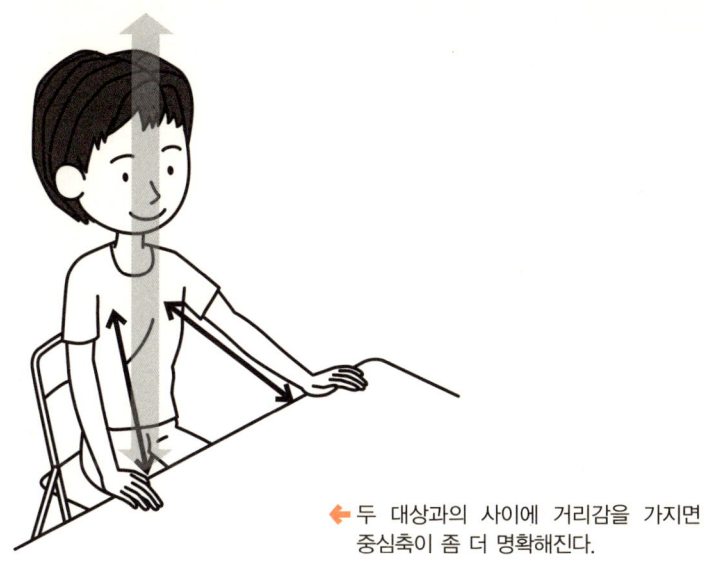

← 두 대상과의 사이에 거리감을 가지면 중심축이 좀 더 명확해진다.

그런데 한편으로는 빈틈없는 상태가 되면 사는 게 더 피곤해질 것도 같다. 하지만 그 반대이다. 빈틈없는 상태에서는 어떤 일에도 휘둘리지 않는다. 또 중심축이 바로 서 있기 때문에 몸과 마음도 쉽게 흔들리지 않는다. 그러므로 쉽게 지치지 않을 수 있다. 또 머리가 맑아져 쓸데없는 생각이 머릿속을 맴도는 일이 없기 때문에 결단력이 생긴다.

이것을 업무에 살릴 수도 있다. 여러 업무를 동시에 떠안으면 이것도 해야 하고 저것도 해야 한다는 생각 때문에 머릿속이 복잡해진다. 이렇게 되면 업무 효율까지 떨어져 난처한 상황이 벌어질 수도 있다. 이런 상황에서 벗어나려면 모든 업무와의 사이에서 거리감을 유지해야 한다.

예를 들어 다섯 가지 업무를 맡았다고 가정해보자. 다섯 가지 업무를 모두 일렬로 세워놓고 그것들과 나 사이에 거리감의 막대기가 있다고 생각하는 것이다. 거리감의 막대기가 늘어날수록 몸의 중심축이 분명해지면서 쓸데없는 생각이 파고들 여지가 사라진다. 그 때문에 다섯 가지 업무를 냉정히 파악할 수 있다. 그리고 그것들을 효율적으로 해치울 결단력이 생긴다.

여러 일을 동시에 소화하는 바쁜 사람일수록 회식 참석 여부를 묻는 메일에 바로 회신한다고 한다. 이처럼 여러 대상과의 사이에서 거리감의 막대기를 동시에 의식하면 몸의 중심축이 분명해지기 때문에 망설이지 않고 판단할 수 있다.

또 개인적으로 이야기를 나눌 때는 어려움을 못 느끼지만 단체로 대화를 나눌 때 분위기 파악을 못해 대화하기가 어려울 경우, '거리감 갖기'가 도움이 된다. 거리감을 갖지 못한 채 그 자리에 있는 모든 사람과 관계를 맺으려 하다 보면 이 사람 저 사람에게 휘둘려 전체를 관망할 수 없다. 이럴 때는 그 자리에 있는 모든 사람과의 사이에 거리감의 막대기가 있다고 생각해보자. 중심축이 분명해지면서 내가 대화의 중심에 있다고 느낄 것이다. 그렇게 되면 분위기 파악을 못 하는 일은 사라진다.

'거리감 갖기'는 '외부 세계와의 관계 속에서도 흔들리지 않는 중심축 만들기'를 위한 방법이다. 빠르게 변화하는 사회를 사는 우리 현대인들에게 필수적인 신체 기법이라고 나는 확신한다. 그리고 이 기법은 자신의 감각만을 믿고 하는 것이기 때문에 방법만 터득한다면 누구라도 혼자서 실시할 수 있다. 곧바로 효과를 얻을 수 있음은 물론이다. 이미 많은 사람이 생활 속에서 활용하고 있는데, '언제 어디서든 내 몸의 중심축을 되찾을 수 있게 되어, 몸도 마음도 쉽게 지치지 않게 되었다'고 높이 평가된 방법이다.

이 방법이 모든 독자에게 도움이 되기를 진심으로 바란다.

마치며
당신에게 찾아올
감각의 변화를 위하여

　이 책은 우리 몸의 새로운 가능성을 개척하기 위한 '감각 훈련서'이다. 새로운 감각을 느끼기 위한 기본은 스스로 자신의 몸을 의식하는 것이다.

　여기서 소개한 모든 운동법은 팔굽혀펴기와 같은 일반적 트레이닝과는 달라, 생활 속에서 누구나 손쉽게 할 수 있는 것이다. 다만, 이 운동법들을 효과적으로 실시하기 위해서는 반드시 기억해야 하는 중요한 포인트가 있다.

　그것은 바로, '내 안에서 일어난 작은 변화를 믿어보는 것'이다.

　예를 들어 동작을 실시한 후, 몸의 한 부분이 이완된 느낌이 들더라도 '해보니 이완된 느낌도 들지만 내가 착각하는 것일 수도 있지 않은가? 그냥 그런 기분이 들었을 뿐이지 않을까? 나는 정말로

잘하고 있는 걸까?'라며 불안해할 수도 있다.

'잘은 모르겠지만 이완된 것 같은 느낌이 든다.'

우선은 이 감각을 소중히 하자.

사람의 감각은 주관적이고 모호하다. 가슴에 의심을 품고 머리를 지나치게 사용하면 이 소중한 감각은 소멸한다. 내 안에서 일어난 작은 변화를 믿고 그 변화를 정성스럽게 관찰하면, 감각의 변화는 더욱 크고 분명해져 점차 그것을 확신할 수 있게 될 것이다. 만약 작은 변화조차 느끼지 못했다면 이렇게 해보자.

'감각의 변화를 조용히 기다린다.'

이 책에서 소개했듯이 '정보를 잡으러 가지 말고 받아들이려는' 의식을 갖는 것이다. 정보를 '받아들이기' 위한 가장 확실한 방법은 그것을 '조용히 기다리는 것'이다. 감각을 탐색하는 데 너무 열중하고 긴장하면 '언짢은 표정'이 되게 마련이다. 그 때문에 몸의 긴장을 풀 때는 의식적으로라도 얼굴에 '미소'를 띄우는 것이 효과적이다. 미소 띤 얼굴로 조용히 기다리면 상상하지도 못했던 감각의 변화가 반드시 찾아올 것이다.

이 책을 통해 새로운 감각의 문을 열고 자유롭고 편안한 몸과 마음으로 생활할 수 있기를 진심으로 기원한다.

후지모토 야스시

피곤하지 않은 몸 만들기

1판 2쇄 | 2015년 4월 1일
지은이 | 후지모토 야스시
옮긴이 | 윤새라
발행인 | 김인태
발행처 | 삼호미디어
등   록 | 1993년 10월 12일 제21-494호
주   소 | 서울특별시 서초구 바우뫼로 41길 18 원원센터 4층
          www.samhomedia.com
전   화 | (02)544-9456
팩   스 | (02)512-3593

ISBN 978-89-7849-514-1 (13510)

Copyright 2014 by SAMHO MEDIA PUBLISHING CO.

이 도서의 국립중앙도서관 출판시도서목록(CIP)은
서지정보유통지원시스템 홈페이지(http://seoji.nl.go.kr)와
국가자료공동목록시스템(http://www.nl.go.kr/kolisnet)에서
이용하실 수 있습니다.
CIP제어번호 : CIP2014028562

출판사의 허락 없이 무단 복제와 무단 전재를 금합니다.

잘못된 책은 구입처에서 교환해 드립니다.